전쟁과 약, 기나긴 악연의 역사

戰爭與藥物

從流感、生化武器、冰毒到創傷後壓力症候群……
人氣藥學教授探索史上戰爭催生出的疾病與新藥物，
以及醫藥發展所介入的人類戰事

백승만

白乘滿 一著

徐小為 一譯

臉譜書房 FS0179

戰爭與藥物

從流感、生化武器、冰毒到創傷後壓力症候群⋯⋯人氣藥學教授探索史上戰爭催生出的
疾病與新藥物，以及醫藥發展所介入的人類戰事
전쟁과 약, 기나긴 악연의 역사

作　　　者	白乘滿（백승만）
譯　　　者	徐小為
責 任 編 輯	許舒涵
行　　　銷	陳彩玉、林詩玟
業　　　務	李再星、李振東、林佩瑜
封 面 設 計	廖勁智

副 總 編 輯	陳雨柔
編 輯 總 監	劉麗真
事業群總經理	謝至平
發 行 人	何飛鵬
出　　　版	臉譜出版

台北市南港區昆陽街16號4樓
電話：886-2-2500-0888　傳真：886-2-2500-1951

發　　行　英屬蓋曼群島商家庭傳媒股份有限公司城邦分公司
台北市南港區昆陽街16號8樓
客服專線：02-25007718；02-25007719
24小時傳真專線：02-25001990；02-25001991
服務時間：週一至週五上午09:30-12:00；下午13:30-17:00
劃撥帳號：19863813 戶名：書虫股份有限公司
讀者服務信箱：service@readingclub.com.tw
城邦網址：http://www.cite.com.tw

香港發行所　城邦（香港）出版集團有限公司
香港九龍土瓜灣土瓜灣道86號順聯工業大廈6樓A室
電話：852-25086231　傳真：852-25789337
電子信箱：hkcite@biznetvigator.com

新馬發行所　城邦（馬新）出版集團
Cite（M）Sdn. Bhd.（458372U）
41, Jalan Radin Anum, Bandar Baru Seri Petaling,
57000 Kuala Lumpur, Malaysia.
電話：+6(03)-90563833　傳真：+6(03)-90576622
電子信箱：services@cite.my

一版一刷　2024年5月

城邦讀書花園
www.cite.com.tw

ＩＳＢＮ　　978-626-315-475-9（紙本書）
ＥＩＳＢＮ　978-626-315-474-2（EPUB）

版權所有・翻印必究
定價：NT$380
（本書如有缺頁、破損、倒裝，請寄回更換）

圖書館出版品預行編目資料

戰爭與藥物：從流感、生化武器、冰毒到創傷後壓力症
候群⋯⋯人氣藥學教授探索史上戰爭催生出的疾病與新
藥物，以及醫藥發展所介入的人類戰事／白乘滿（백승
만）著；徐小為譯. -- 一版. -- 臺北市：臉譜出版，城邦文
化事業股份有限公司出版：英屬蓋曼群島商家庭傳媒股
份有限公司城邦分公司發行，2024.05
面；　公分. --（臉譜書房；FS0179）
譯自：전쟁과 약, 기나긴 악연의 역사
ISBN 978-626-315-475-9（平裝）
1. CST：藥學史 2.CST：藥品開發
418.09　　　　　　　　　　　　　　　113002264

前言

　　我六歲的兒子最近開始對樂高積木產生興趣了。從各種角度拼拼湊湊，轉到每一面看看，再和其他積木接在一起做出不同的形狀。看著他專注玩上好一陣子，接著拿起怪模怪樣的積木笑得燦爛的樣子，覺得他和我非常像。不是指外貌的部分，而是我們的舉止一模一樣。兒子組合積木的過程，和我開發新藥的過程在本質上是一樣的。

　　為了找到能與生理上重要蛋白質結合的物質，我正在努力改變化合物的結構。今天有做研究，明天也會繼續。不過改變化合物結構這件事，其實和組樂高沒有什麼特別不同。當然我知道的知識比起六歲的兒子是多了一些：把化合物的結構和氧相接，或者去除碳元素，將鍵長調成適當的長度，改變遺傳基因序列使抗體達到最佳化等相關技術，在過去的100年間發展得有聲有色。但地球的歷史長達46億年，人類則經歷數十萬年的演化，面對如此神祕的人體，我們哪有自信說出我們擁有的知識比六歲小孩的積木遊戲更有水準呢？

　　不過，這個世界早已開發出許多種藥物，儘管開發新藥非常困難，但每年都會有將近50種新藥獲得許可，而每天都會有比這數字更龐大的藥物經處方開出。家人們吃的退燒藥或抗生素，

到底是怎樣開發出來的呢？在過去我們對DNA仍一無所知的時候，阿斯匹靈、泰諾和盤尼西林等藥物究竟是如何出現在市面上的？

我翻找了相關資料，也聽過許多解釋，耳濡目染下開設了藥物史的課程，至今也已經第七個年頭了。但面對這種問題，我仍然沒辦法給出一個明確的答案。幸好還有一件事是確定的 —— 跟經過合理設計而開發成功的藥比起來，有更多的藥是因為有著特別的契機才被開發出來。雖然近年來在合理的設計基礎上開發、上市販賣的藥逐漸增加，但我們從很久以前就開始使用的藥物，則大都不是這樣的。有偶然被發現的藥物，也有藥物是假如放在現代幾乎不可能受到認可，卻在長久使用下在社會中自然而然扎根的例子。雖然對開課教授如何合理地設計藥物的我來說，這讓人有些不知所措，但在偶然的特別契機下完成的藥物確實比較多，這是無法否認的事實。

戰爭便是其中一種契機。國家或集團投入所有力量全力以赴，科學技術也成為戰爭的助力之一，在這過程中，戰勝疾病便成為相當重要的課題。士兵們在惡劣環境下長時間聚在一起，這種情況能不生病嗎？只要有一個人在軍營宿舍裡開始咳嗽，不出一個禮拜，部隊裡大部分的成員都會跟著咳起來，這種堅固得一點用處都沒有的戰鬥情誼，我們都很懂。再加上如果是正在打仗的軍人，就只能努力躲開在無數傷兵和屍體間噴發的細菌和病毒，有智慧地生存下去才行。戰爭會傳播疾病，而有辦法征服那些疾病的軍隊，理所當然在戰爭中就能居於有利的地位。

　　血液的相關研究，正好是最適合展現戰爭、疾病和醫藥品之間究竟多麼緊密相連的絕佳範例。雖然各國皇室貴族曾因維多利亞女王（Alexandrina Victoria）傳至全歐洲皇室的血友病基因推動血友病的相關研究，但實際得到成果則是在兩次世界大戰前後。例如卡爾・蘭德施泰納（Karl Landsteiner）在1901年提出了ABC（ABO）式的血型分類體制，在與其相符的輸血系統確立後，第一次世界大戰時開始導入傷兵能輸入符合自身血型血液的制度，但因為現場狀況緊急，一一確認血型輸血太過繁瑣，所以直到戰後才完成大規模的系統改善。1922年，英國的保健公務員派西・奧利佛（Percy L. Oliver）改善了系統，他召集志願者事先登記血型，需要時只要聯繫就能即時捐血；1930年，蘇俄也曾抽取死亡不久的死者血液用於輸血。這些創新的嘗試便成為開發血庫（blood bank）系統的契機 —— 事先抽血，需要時便能即時輸血。1939年9月1日，英國在向德國宣戰的兩天前命令血庫開始採血，也是開發出這個系統後的成果。持續六年的第二次世界大戰在這之後便揭開序幕。

　　然而捐血並不只帶來好的變化。隨著戰爭延長，跟全血比起來保存及運送都更為方便的分離術捐血開始流行，但採血過程中卻頻繁出現病毒感染導致血液汙染的情況。捐全血是所謂的一對一輸血，另一方面分離術捐血卻是共同蒐集血小板、血漿等「成分血」，一起運送後再進行分配，因此一包壞血就可能汙染整體的血液。尤其韓戰時以分離術捐血為主，當時就發生了被輸血的軍人中有22％都感染肝炎的慘劇，大部分是B型肝炎。在這之後

人們持續研究，發明出 B 型肝炎疫苗和治療藥物的學者因功拿下諾貝爾獎的殊榮。但對於那些參戰的勇士來說，大概無法因此得到什麼安慰。

分離術捐血也使人們有了新發現。在研究血液組成的過程中發現了高密度脂蛋白（high density lipoprotein，HDL）和低密度脂蛋白（low density lipoprotein，LDL），也就是我們現在常說的「好的膽固醇」和「壞的膽固醇」。但剛發現的時候並不清楚它們的具體作用，因為它們的比重跟名字不一樣，差距並不是非常明顯，因此當時難以進行有效的分離。而它們和高血脂症狀的關係之所以能夠揭曉，也是戰爭的關係 —— 由於戰爭中開發出以超高速離心機更精密地將血液中的 HDL 和 LDL 分開的技術。這個在 1950 年代初期，透過超高速離心機讓人們能更透徹觀察血液世界的人是約翰・高夫曼（John Gofman），他也是第二次世界大戰時用超高速離心機分離出核彈原料 —— 放射性同位素的人。

從血液研究的例子可知，戰爭、疾病和藥物就像相互影響的三輪水車般緊緊相連。但並不只在血液方面存在著這種關係，帝國主義時期提供非洲探險家攜帶的寄生蟲藥、第二次世界大戰中被開發出來的盤尼西林，還有為了提升士兵戰鬥力使用的毒品類提神劑，都並非偶然下的產物。儘管嗎啡是美國南北戰爭時珍貴的止痛藥，但嗎啡的原料 —— 鴉片則是引發鴉片戰爭最直接的導火線。西班牙流感藉第一次世界大戰傳播至全世界，諷刺的是，它也為第一次世界大戰畫下休止符助了一臂之力。

　　戰爭和疾病至今仍不停折磨著人類，雖說人類史就是戰爭史，但其實也是疾病的歷史。我們現在正在親眼目睹新冠肺炎如何讓這個世界暫停，以及如何使世界潮流往不同的方向移動。如果說這影響人類歷史甚鉅的兩大惡果不會相互影響，這話可就不合邏輯了。而戰爭與疾病的歷史中還有藥物的介入，於是狀況變得更為複雜。藥物有時會站在戰爭的最前線，有時則用來當傷兵的後援。我們的每一天，就是和戰爭、戰爭留下來的疾病，以及藥物一起度過的。

　　市面上已經有許多分別介紹戰爭、疾病及藥物的書或影片，我並不想再畫蛇添足多添一本。但我想如果改變觀點，聚焦在它們之間糾纏已久的歷史及現實，似乎可以寫下有意義的故事，於是便開始執筆本書。我在蒐集戰爭、疾病和藥品的相關資料並加以整理的同時，便想著要盡可能用最簡單的方式解說這些內容。接下來要介紹的許多戰爭、疾病、藥物及人物都在相關歷史中有舉足輕重的地位，希望各位放心閱讀。

　　疾病、戰爭、藥。在此歡迎各位踏入其錯綜複雜的長長歷史之中。

第
一
部　用於戰爭 ——
　　　越線的人們

第 1 章

/

生物戰劑：鼠疫與天花

寧靜的飛行

阿奇博德・克勞奇（Archibald Crouch）決定要留下來。隨著中日戰爭延長，日本和美國兩國的外交摩擦日益嚴重，美國政府下令要居留在中國的傳教士返回美國。但克勞奇沒有辦法拋下他在寧波的年幼學生們。從日本開始攻打中國本土到現在已經過了三年，剛開始的氣勢彷彿馬上就能併吞大陸一般猛烈，但要征服如此寬廣的土地並不容易。實際上戰爭也演變成長期戰了對吧？他相信，自己很快就可以在寧波重新開始和平的傳教活動。

就在這樣的時局下，1940 年 10 月 27 日黃昏之時，克勞奇目睹了一個有些令人陌生的景象。看起來像是日軍的飛機在他上空徘徊。「這個時間是有什麼事呢？」如果目的是轟炸的話，理所當然會選擇較多人群聚集的時間和地點才對。事實上，日軍當時總是選在早上 10 點到下午 3 點之間駕駛轟炸機列隊進行轟炸。但這個時候居然有飛機飛過，甚至只有一架？「單單一架飛機，究竟是什麼樣的作戰呢？」克勞奇好奇地抬頭仰望。

　　三天之後，寧波市出現了感染鼠疫（plague）的死者。

惡魔的舞台

　　731 部隊是日軍以占領大陸為目標於 1936 年在滿州地區設立的部隊。要說跟其他部隊有什麼不同的話，就是這支部隊的指揮官 —— 石井四郎中將是一個醫師。他在進入部隊之前曾待在東京研究生物戰劑（生物武器），731 部隊正是直接投射出他執念的一個部隊。在這之後，他在哈爾濱近郊進行人體實驗並開發生物戰劑，留下了許多惡名。人體實驗利用的主要是被稱為「丸太」（maruta）的戰俘，而「丸太」在日語中意思為圓木，從這個詞可以推測出他們是怎麼看待人的。有多達 3000 個俘虜因為這些人體實驗犧牲，雖然大部分是中國人，但也包含了相當數量的朝鮮人。他們的實驗同時展現出殘忍與固執的一面，例如投放細菌統計致死率，或者向孕婦下毒，只為確認胎兒身上是否能檢測到有毒成分等等，犯下了許多暴行。而且為了扭轉陷入膠著的中日戰爭，731 部隊甚至決定展開細菌戰取勝，於是就在寧波投放了鼠疫桿菌（*Yersinia pestis*）。

　　鼠疫桿菌很少直接侵襲人類，一般來說是經過各式媒介才能接近人類。牠們首先進入跳蚤的體內，接著鼠蚤便能藉老鼠靠近人類，然後鼠蚤附著在人的身上叮咬那一瞬間，鼠疫桿菌便進入了人體之中。鼠疫桿菌一般會先聚集在淋巴結，然後在三、四天內爆發性地增生，一旦淋巴結腫大，用肉眼就能判斷出是否異常。當然在那之前人會先大病一場，伴隨侵襲全身的疼痛和發

熱、無力感，變成病懨懨的病人，另外也會頻繁出現身體部位變黑的症狀。有許多人在這個階段喪命，而當鼠疫桿菌轉移至肺部，便可導致飛沫傳染，於是便開始人傳人了。這個階段的鼠疫桿菌不用透過鼠蚤或老鼠，就能直接侵襲人體，但這是鼠疫最猖獗的時候才會有的情況。一般而言鼠蚤只要寄生在老鼠身上，就能活得很好，只有在鼠蚤太多而老鼠全都死光的情況下才會爬到人類身上。就像前面提到的那樣，鼠疫桿菌直接攻擊人類這件事並不自然。而731部隊不停努力鑽研，就為了促成這不自然的感染。

首先，他們研究了在自然情況下散播細菌的方式，也就是透過老鼠來傳播。但這種自然散播方式擴散得太慢了，當時不是1340年，而已經是1940年了。那是飛機比老鼠快上許多的年代。於是他們決定以飛機投放感染鼠疫桿菌的鼠蚤，甚至實際進行了演練。但他們遇到兩個問題 —— 首先是投放的高度太高，鼠蚤和細菌大部分都會死亡。這是基本的常識，從飛機上掉下來大部分都會死。那麼把飛行高度降低到200或300公尺呢？這樣就得擔心地面的防空炮攻擊了。結果還是需要能從高處讓細菌有效著陸的技術。這矛盾的情況有辦法解決嗎？

第二個問題也一樣困難。為了傳播這致命的鼠疫，光從天上撒下鼠蚤是不夠的，還必須保證能順利擴散才行。為了達到這個目標，731部隊的研究員把鼠蚤裝在炸彈裡，你或許以為只要炸彈在空中爆炸，鼠蚤就會散布出去，但這個方法其實非常沒有效率。因為炸彈爆炸了，鼠蚤也跟著死了。這也是常識問題，有炸

彈在旁邊炸開的話大部分生物都會死。

　　到了這個地步放棄也很正常，但日軍沒有放棄。為了不用一般炸彈，他們開發出用來散布鼠蚤的小型陶瓷炸彈（clay bomb）。在陶瓷中裝入滿滿的鼠蚤，投擲後使炸彈在著陸前爆炸，就能保證80％以上的鼠蚤活著落到地面。陶瓷只需要少量火藥爆破就能裂成碎片，而且就算從很高的高度投下，也能有效使細菌著陸。為了得到這些成果，他們把丸太們放在原野中進行實驗，以此測試出最適合細菌擴散的高度。假如丸太被陶瓷碎片擊中身亡的話，就不能當成實驗參考資料，所以他們還會用棉被之類的東西將丸太包裹之後再置於定點，令人髮指。

　　到這邊還沒有結束。為了提高鼠蚤的存活率，他們在陶瓷炸彈中灌入氧氣後再投放，後來甚至不再使用鼠蚤，而是挑選容易寄生於人體的跳蚤，使其染上鼠疫桿菌後再投下炸彈，因為他們的目標是人類。到了這個地步，只能說這是極度偏執的一個部隊。

　　但陶瓷炸彈有一個最關鍵的缺點，那就是人群並不會一擁而上。不管要散布什麼，只要人們靠得愈近，就一定能加快傳染的速度，但很少會有人特地來找日軍飛機丟下來的陶瓷碎片。這些投擲物反而容易讓人起疑，於是也就退避三舍。要是這樣倒不如丟一些傳統炸彈，殺傷力還來得更強一點。

　　731部隊想到讓鼠疫桿菌安全著陸的方法之後，就開始思考聚集人群的辦法。而他們得出結論：把跳蚤沾在小麥或棉花裡直接散布出去。首先跟陶瓷比起來，這個方法更能讓細菌安全著

陸，再來是從天而降的東西如果是穀物，的確更有可能讓人上前聚集。於是就這樣被克勞奇撞見了。

從那之後，寧波在一個月內出現了 165 位鼠疫患者，其中有112 人死亡，致死率高達 68％。這已經是極驚人的數值，但其實遠遠不及 731 部隊想要的數字。透過無數次模擬，他們原本預測可以殺死 1450 個平民。這種程度的殺傷力想必可以摧毀中國，甚至能把蘇聯從亞洲大陸上驅逐。但最後沒有達到他們期待中的效果，到底是哪裡不夠好呢？他們之所以選擇用鼠疫來打細菌戰，是因為鼠疫桿菌在過去展現出驚人的殺傷力，但人們似乎不知不覺找出了應對鼠疫的辦法。

黑死病與瘟疫大流行

鼠疫在英文裡稱為「pest」或「plague」。「plague」直譯的話是瘟疫的意思，但現在更多情況是直接把「plague」譯為鼠疫。這也代表著鼠疫幾乎被視為瘟疫的代名詞。鼠疫是從公元前就開始不停侵襲人類的疾病之一，最具代表性的被稱為「黑死病」，是從 1347 年起到 1351 年為止的一場巨大規模鼠疫。而當時黑死病的流行，也直接影響到戰爭。

1343 年，歐洲為了阻擋蒙古鐵騎的攻擊，在黑海沿岸的卡法（Cafà）城組成了聯軍。蒙古鐵騎不負盛名瞬間攻了過來，而且不同於一般的騎兵隊，他們在攻城戰中也展現出堅強的實力。不過歐洲聯軍的氣勢也非同小可，尤其要攻下周圍都是海岸線的卡法城，對於稱霸陸地的蒙古軍隊而言自然很有難度，於是兩軍

的對峙時間逐漸拉長；就在此時，第三勢力 —— 鼠疫桿菌便趁隙加入了戰局。堆滿戰場的屍體對鼠疫桿菌來說可謂天堂級別的安身之處。

　　長達三年的攻城戰過後，蒙古軍終於被擊退，歐洲聯軍也同樣解散回到自己的祖國。但這時鼠疫桿菌也加入了歸國的行列之中，並在往來海上的船上大量繁殖，目前只能推斷是密閉空間導致大量增生。鼠疫桿菌在義大利西西里島落腳之後，不僅襲捲了整個義大利，並在三年之間征服了歐洲大陸。蒙古鐵騎未完成的歐洲長征，迎來了完全不一樣的走向。當時因鼠疫喪命的人數高達2000萬人，甚至達到當時歐洲人口的30％，已經是足以動搖歐洲社會根基的規模。但蒙古軍衰敗的原因同樣也被歸咎於戰後的黑死病，這等於一場讓歐洲和蒙古兩敗俱傷的戰爭。

　　跨越兩個大陸以上的集體感染稱為「大流行」（pandemic）。除了黑死病時期之外，分別還有兩次鼠疫被定義為大流行。第一次是早在黑死病之前，東羅馬帝國查士丁尼一世大帝統治時期的公元541年左右。這時東羅馬帝國是貿易的中心，國家發展正邁向全盛期，但鼠疫桿菌也正是藉由那寶貴的非洲和亞洲貿易路線傳播，因此鼠疫肆虐，甚至威脅到帝國的存亡。這場連皇帝都需要和病魔對抗的鼠疫，我們稱之為「查士丁尼大瘟疫」（Plague of Justinian）。

　　最後一場由鼠疫引起的大流行起源於1850年代的香港。當時的香港及廣州一帶是毒品及商業活動中心，因人口聚集導致鼠疫橫生，而那也是許多中國人拋下衰亡的祖國，前往海外求生的

時期。鼠疫乘著蒸汽船往印度、美國和歐洲擴散，全世界又再次
因鼠疫陷入了危難之中。這次的大流行持續了60年之久，大約
有1000萬人因此喪命。滿州地區直到1911年為止，也都不斷有
病例。一直到1905年都還在相互交戰的俄國、日本和中國在瀋
陽和平地召開鼠疫對策大會，也是當時知名的逸事。當時對抗鼠
疫的經驗傳到了1940年的寧波，也有助於寧波將疫情的傷害盡
量減至最小。

　　就算不到大流行的地步，鼠疫也在國際上展現過數次驚人的
威力。最具代表性的是1665年到1666年的倫敦大瘟疫（Great
Plague of London），當時也有高達6萬人以上死於鼠疫。為了避
開那時已染疫、就要回天乏術的人，所有大學都下了停課令，
把學生通通送回家。這時還是大學生的艾薩克·牛頓（Isaac
Newton）回到故鄉的蘋果樹下自主學習，打下了萬有引力法則
和微積分學的基礎。對英國來說這當然值得高興，不過當時英國
和荷蘭正在戰爭，英國幾乎沒有什麼表現便飲恨慘敗，被迫前往
荷蘭簽屬屈辱的停戰合約，對英國而言也是遺憾。

　　偶爾會有人問「鼠疫是怎麼消失的呢？」但我總是會給出同
一個答案 —— 鼠疫沒有消失。1800年代過後，雖然結核病、小
兒麻痺、肺炎、梅毒、瘧疾等其他傳染病更加猖獗，使鼠疫的地
位稍有下降，但鼠疫不曾消失，到目前仍然持續有鼠疫病例出
現，只是我們變強了而已。然而，鼠疫同樣也在最近變得更加強
大了。雖然原因不明，但有報告指出鼠疫桿菌對部分抗生素產生
了抗藥性。馬達加斯加在2017年的四個月之間就出現2417位鼠

疫患者，其中甚至有 209 人不治身亡。如果你覺得非洲那座島嶼對我們而言太過遙遠的話，我還想說，2020 年中國內蒙古地區也有疑似鼠疫患者死亡的事件，以及有人在 2021 年 4 月發現松鼠感染鼠疫桿菌的事件。我們依然身處戰爭之中。

生物戰劑

　　將鼠疫當成戰爭的武器是個有效的戰略嗎？至少韓國或美國政府是這麼認為的。韓國把鼠疫和天花、肉毒桿菌中毒、炭疽病等病症一起指定為生物攻擊感染性疾病，進行特別管理。雖然大韓民國建國以來尚未出現過鼠疫病例，但因為熟知其危險性，政府還是絲毫不敢大意。美國也把鼠疫分類為 A 級生物攻擊感染性疾病，也就是最危險的等級。我們雖然以為鼠疫是過去的疾病，但保健福祉[1]部絕對不這麼想。

　　專家為什麼對鼠疫感到如此恐懼呢？首先，鼠疫很適合拿來當作生物戰劑。鼠疫原本就在非洲 —— 尤其馬達加斯加 —— 等地區頻繁出現，過去既然也曾在自己的國家發生，那麼無論是要挖本國的屍體或前往非洲採集，取得鼠疫桿菌的菌株都是相對容易辦到的。而且關於鼠疫桿菌的研究很多，也是它適合被武器化的優點之一。不僅可以利用各種遺傳工程技術加強細菌的毒性，站在發動攻擊的角度來說，因為細菌是自己一手改造的，要找出解藥也相對簡單許多。關於鼠疫桿菌的培養與傳播，也早有許多公開的方法可循，因此拿來運用或許對恐怖分子而言是非常有吸引力的。

　　也許出於這些原因，世界衛生組織（World Health Organization, WHO）曾於1970年公開數據，若在人口500萬的大都市中散布50公斤的鼠疫桿菌，預估會造成3萬6000人死亡。這就表示如果在首爾發生的話，可能會有7萬2000人死亡；而韓國在2022年8月統計的新冠肺炎累計死亡數是2萬5000人，把這點考慮進去就可以明白鼠疫究竟有多麼危險。保健部的憂慮其來有自。

　　從防疫的角度來看，鼠疫也是非常麻煩的疾病。因為它是人畜共通傳染病，所以就算人類再怎麼隔離，只要有老鼠的存在就會傳播出去。而且它致死率高，可能在不同傳染階段發生隱性傳染的情況，所以會愈來愈難掌握傳染的速度。目前甚至沒有研發完成的鼠疫疫苗，雖然曾經有疫苗研發出來讓美軍接種，但由於效果不彰，目前已經不再使用，能依靠的只剩治療藥物了。幸好有各種抗生素的發明，現在已經可以有效治療自然發生的鼠疫。我們人類從古至今的努力

　　可以在此時派上用場，站在一個藥物研究員的角度來看稍微有些欣慰。也就是說，只要恐怖分子沒有利用那些詭異的突變細菌發動恐攻，我們至少還有個能拿來防禦的武器。

　　不過，這些抗生素是在1950年代以後才研發出來的。無論是三次的鼠疫大流行，或是落在寧波的細菌彈，都是在抗生素發明之前發生的事。他們那時是怎麼對抗鼠疫桿菌的呢？

擋下鼠疫吧

　　其實人類戰勝鼠疫桿菌的例子並不多。黑死病時期，巴黎大學有一位醫生主張土星、火星、木星在 1345 年 3 月 20 日下午 1 點連成一線，使得空氣受到汙染，進而導致黑死病發生。像這樣把罪怪到無生物頭上還算好的；基督教和伊斯蘭教徒則雖然忙著把黑死病的起因推給彼此，但雙方一旦把猶太人點名為另一個原因的時候，又團結一致地和好了。無辜的猶太人被迫背負在水井中下毒的污名，並遭到虐殺。就算不是猶太人，只要是他人看不順眼的人都可能遭到獵巫，可憐的黑死病患者甚至要挨受鞭打，還要遊街示眾，進而製造出大量的超級傳播者。當時的風氣就是那樣。

　　而後隨著累積了各種應對疾病的方法，人們開始導入檢疫系統。為了阻擋鼠疫進入村落，會先將人隔離一段時間後再讓他們入村，和現今實施的入境居家隔離很類似；而出現患者時，患者也要在住的地方實施隔離，就類似於現在確診者的隔離。如果村子裡出現黑死病病例，也會有部分人為了避難而離開村落。喬凡尼・薄伽丘（Giovanni Boccaccio）1353 年發表的《十日談》（*Decameron*），就是講述十個人為躲避黑死病共同隔離十天，由他們各自分享的故事集結成小說。

　　雖然古人也是有隔離和防疫措施，但並非現在這種可以滴水不漏嚴密追蹤的系統，而是處處有漏洞的防疫體系，所以效果還是有限。例如 1666 年，倫敦大瘟疫最猖獗的時期，英國德比郡（Derbyshire）地區的神職人員威廉・蒙佩森（William

Mompesson）向村民指示，若周圍的鼠疫猖獗，就要一起封鎖村落。就在封鎖之後，有老鼠跑進了村裡，使得整個村子都充滿了鼠疫患者，幾乎100％的村民受到感染，而其中有72％的人因此喪命。

馬賽大瘟疫則是一個更好的例子。1720年5月25日，由土耳其出發經法國馬賽入港的商船原本必須進行40天的入境前隔離，但那些無所事事的地區商人並不這樣想。他們只想要盡快把東西拿到手，早一天開始販賣。於是當局接受了他們的意見，把入境隔離縮短成十天，來自土耳其的商人和商品便從港口入境。然而這個隊伍裡混入了鼠疫桿菌。之後馬賽的10萬人口中，有6萬人死於鼠疫。而馬賽花了40年，才讓人口恢復為當年的10萬人。心急就是這麼恐怖的一件事。

另外也有人尋求香料的幫助。鼠蚤感染人類的過程中經常是透過老鼠傳播的，而部分香料則有驅鼠的功效。因為人們眼中看見的不是鼠疫桿菌或鼠蚤，而是那些在髒污中打滾的老鼠，所以當時也有很多人對老鼠退避三舍。格林（Grimm）童話《吹笛人》的主角引領一群老鼠投水溺死，也是其來有自。但根據推斷，當時的鼠疫也有許多是經由人傳人感染，不亞於老鼠和鼠蚤傳染的案例數量。如果要用香料達到驅鼠效果，則需要長期大量使用，考慮到當時香料的價格，讓人懷疑這麼龐大的費用是否真有辦法負擔得起。

時代進入16世紀以後，人們也正式開始使用面罩（面具）。有一種看起來像長長的鳥嘴，又被稱為「黑死病面具」的面罩，

主要提供給醫師使用。優先讓醫療人員使用當然非常合理，但醫師卻無法提供患者合理的治療，這點則讓人遺憾。不過又能怎麼辦呢？那就是時代的極限。看醫生全身包裹著黑布，戴著不祥的面具在街上來回穿梭的樣子，只讓大家心中對鼠疫的恐懼感日益增加。

初戀的禮物

　　知己知彼，百戰不殆。鼠疫是什麼細菌感染導致的呢？這個問題的答案，是由一位追隨盼望平靜人生的初戀情人到鄉下工作的平凡醫師開始找尋的。羅伯・柯霍（Robert Koch）當過普法戰爭的軍醫，是個一度充滿冒險精神的普魯士醫師。雖然他跟隨著初戀，在窮鄉僻壤開起了醫院，但在連病人都沒有的鄉下地方當醫生，對於血氣方剛的青年來說真是再枯燥乏味也不過了。

　　於是柯霍開始沉浸在妻子送給他的禮物裡。柯霍妻子買給他的東西，對我來說是個令人相當困擾的禮物 —— 一台顯微鏡。而柯霍就像個愛老婆的真男人一樣，連顯微鏡也一起愛下去了。他就這樣轉動著顯微鏡，觀察細胞中微生物的冒險，甚至膽大包天地抽取了感染炭疽病（Anthrax）的牛血，開始觀察炭疽桿菌（Bacillus anthracis）。如果是現在的話，必須在完全密閉的空間，且嚴格確保不會暴露於細菌的條件下進行實驗，但當時就是那樣。

　　柯霍之所以會成名，並不只是因為他觀察到炭疽桿菌。不是說柯霍的妻子馬上就付錢買了顯微鏡給他嗎？利用顯微鏡觀察微

生物這件事，早在1670年代就曾因荷蘭的安東尼‧范‧雷文霍克（Antoni van Leeuwenhoek）發表的內容紅極一時。而柯霍則不僅單純把炭疽桿菌分離出來，還大膽地開始培養炭疽桿菌。如果在現代，得先準備各種安全裝置，提交成堆的相關文件之後才可能做這種研究，但當時就是那樣。

為了妥善培養炭疽桿菌，柯霍確立了培養基、養分、溫度等條件，成功打造更有效率的培養方式。他並沒有止步於此，反而更大膽地將培養出來的炭疽桿菌注入新的個體身上，確認了炭疽病的發病方式。透過顯微鏡下的觀察，他在最後新發病的個體上再次檢驗到同一種炭疽桿菌，於是發表炭疽桿菌便是導致此種疾病的原因。柯霍設計出這一系列檢出、培養、接種、再次檢出的步驟，因而建立了能檢測特定細菌是否為疾病原因的系統，這是他最偉大的成就。這種檢驗的步驟稱為柯霍氏法則（principle of Koch）或柯霍假說（postulate of Koch）。

柯霍原本不過是個默默無名的醫師，直到1876年發現了炭疽桿菌後，一舉成為德國學界的明日之星。在這之前，這種細菌已經被許多人用顯微鏡觀測過，但都沒有人能輕易發現、甚至確認那就是炭疽病的病因，而柯霍卻用誰都無法反駁的理論和實驗提出了證明。他沒有止步於此，而是按照自己建立的原則繼續找出了結核桿菌和霍亂弧菌，並主張這些過去讓人們聞風喪膽的疾病，其實是由細菌感染所導致的。也就是說，柯霍可謂細菌學的創始者。

結核桿菌遠比炭疽桿菌有更大的影響力，在柯霍發現結核桿

菌之前，人們以為結核病是一種無可奈何的遺傳疾病。結核病發後，除了到好山好水的地方療養之外，沒有什麼更好的解法。瑞士的達沃斯就是因為景觀優美，過去曾聚集許多患有結核病的知名人士，現在則成為每年舉辦世界經濟論壇的地方。甚至還有只要國王的手輕輕撫摸病人，就能治癒病症的傳說，而病人為了接受這「王者之撫」（royal touch）紛紛湧入首都。這並不是久遠以前的事。直到1825年，法國都還有這樣的「王者之撫」。雖然法國大革命早在1789年被點燃，但那只是政治上的革命，保健醫療的革命還沒有發生。

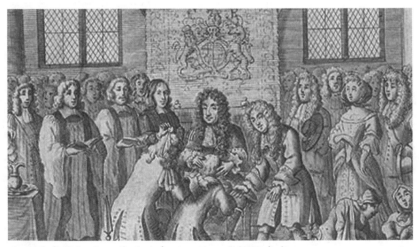

為了治癒結核病，英國的查理二世以手輕撫患者

　　保健醫療的革命是柯霍所掀起的。他直截了當地為那些只熟悉迷信和原始療法的眾人拋出了病因，因此歡聲載道。尤其那時是法國的路易・巴斯德（Louis Pasteur）在化學、生物學等各領域都發光發熱的時期，身為對手的普魯士學界彷彿為了守護自尊

心一般，也開始全力聲援柯霍。至此，柯霍的時代正式到來，同時間也迎來了細菌學的時代。那是個所有疾病皆歸因於細菌，而只要找出病原菌，就能掌握疾病的時代。

鼠疫的病原菌是在1894年發現的。瑞士裔醫師亞歷山大‧葉赫森（Alexandre Yersin）在鼠疫第三波大流行的1894年前往香港，他在鼠疫患者的血液中發現了奇特的細菌，並成功進行分離和培養。之後正如他所主張的，其他病人的身上也分離出了同樣的病原體，確認這就是病原菌後，他便成為第一個發現鼠疫桿菌的人，因此名留青史。而曾師承柯霍的日本病理學家北里柴三郎也分離出了同樣的病原菌，經過長久的討論，目前普遍認定葉赫森是第一個發現的人。葉赫森此後在1904年和1908年都曾受到諾貝爾獎提名，但最終沒有獲獎。

還必須先確認鼠疫桿菌在感染人類的過程中，其中間媒介究竟是什麼。當時也已經大致推斷老鼠是媒介之一，但對於鼠蚤則沒辦法有十足的把握，因為難以進行實驗的關係。鼠蚤的個體小，繁殖速度驚人，若一個不小心，還可能感染到實驗人員。而另外一個原因是設計實驗本身就相當困難。

1897年，這些問題終於解決了。法國病理學家

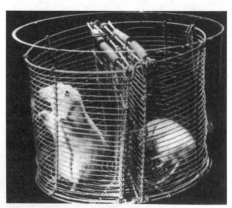

為驗證鼠疫桿菌傳染途徑所使用的實驗模型

保羅・路易・席蒙（Paul Louis Simond）利用老鼠建立了實驗系統，席蒙將兩隻老鼠近距離隔離，但留下能讓鼠蚤移動的空間。一邊的籠子有染上鼠疫的老鼠和鼠蚤，另一邊則放著健康的老鼠，藉此觀察是否會傳染。之後陸續有其他學者驗證了這項實驗，終於證實了「鼠疫桿菌—鼠蚤—老鼠—人」的傳染鏈。

1941年，盤尼西林（penicillin）被用於臨床治療，到了1950年代，其他抗生素也陸續開發出來，開啟了抗生素的時代。雖然盤尼西林沒辦法治療鼠疫，但其他強效的後續藥物則不一樣了，人類可以不再對鼠疫感到恐懼的時代終於到來。只要沒有那些刻意傳播之人，就沒什麼好擔憂的。

傳播之人

為了傳播鼠疫，石井四郎率領的731部隊倒是真的煞費苦心。他們不只散布前面提過的鼠疫桿菌，還利用霍亂弧菌和炭疽桿菌等病菌展開細菌戰。而後除了細菌戰之外，只要是能提高殺傷力的研究，沒有一種他們沒試過。子彈能射穿人體到什麼程度、距離手榴彈多遠才能存活等等，這些以活人為對象做的研究顯示了他們的心狠手辣。但他們輸了。為了打擊中國和蘇聯，731部隊雖然準備了生物戰劑，也做過許多研究，但等到要實行時卻出現了兩個問題。

首先，戰況無法只靠他們的努力就輕易扭轉。日本過度擴張戰線，當時正同時和中國及美國交戰，但那並非僅憑日本的國力就有辦法應對。到了戰爭最後關頭的1944年，那時的關東軍已

不可與日本全盛時期的關東軍同日而語。針對生物戰劑的研究自然也停滯不前。再怎麼強的病菌，也需要合適的散布系統才能傳播出去。不管是飛機還是裝甲車，都需要有效地在敵人面前引爆，但因為沒有散布病菌的有效方法，苦心研究而成的生物戰劑最終派不上用場。

第二個問題則更加致命，那就是沒有解藥。生物戰劑是不分敵我、一律殺無赦的一種武器。雖然可以在戰爭的最後關頭選擇跟敵人同歸於盡，但生物戰劑很難成為戰略型武器。在沒有鼠疫疫苗，也沒有治療藥物的時期，沒辦法貿然使用。最後731部隊就只能悄悄從滿州撤退了。

戰爭結束之後，這些人有受到懲罰嗎？很可惜並沒有。731部隊中有一部分人被蘇聯逮捕，以對本國人民進行實驗之罪名處刑，但石井等主要幹部則早早就回到日本本土，安全活了下來。雖然被指認為戰犯需要經過審判，但美國卻決定赦免石井，這麼做是為了阻止731部隊的醫療紀錄流入蘇聯手中。當時冷戰才剛開始，是美國和蘇聯正展開國力之爭、不擇手段想贏過對方的時期。這樣的結果對於明白731部隊有多殘忍的我們而言，只覺得不是滋味。石井於1959年死於癌症，是舊疾復發所致。

美國拿到731部隊的醫療紀錄之後，不僅慎重保管，還把資料仔仔細細分析了一遍，努力想用731部隊的人體實驗資料做出更強大的鼠疫桿菌。這些研究直到1969年相關部門被廢之前都還在進行。蘇聯也一樣。蘇聯同樣透過德國留下的醫療紀錄進行獨立研究，想做出更厲害的鼠疫桿菌，研究一直持續到蘇聯解體

前的1992年為止。1990年代已經有基因重組技術，有人也大膽嘗試製造對抗生素有抗藥性的鼠疫桿菌，但幸虧並未獲得什麼成果。

　　韓國疾病管理廳有針對鼠疫傳染問題準備好應對指南，光是不用登入就能下載的資料就多達162頁，雖然資料龐大，但有許多不錯的內容，以各個角度來說都很有幫助。整體而言，在出現患者時要立刻組織應變小組、執行患者隔離、流行病學調查、檢疫與隔離等層面，這份應對指南都和現在的新冠肺炎應對方式非常相似。差別則是鼠疫的潛伏期訂為七日，還有須對接觸者給予抗生素以實施預防性投藥的指示等。這時候抗生素就派上用場了。而鼠疫患者當然也要隔離治療，療程主要使用去氧羥四環素（Doxycycline）、賽普沙辛（Ciprofloxacin）及鏈黴素（Streptomycin）等抗生素。

　　雖然政府層級的努力至關重大，但就像新冠肺炎一樣，也同樣需要一般人民的努力。1940年，在寧波被投下鼠疫炸彈的時候，人們掌握了感染源，把出現症狀的人妥善隔離後，蓋了4公尺高的水泥牆，好將有問題的建物包圍起來，避免任何人靠近。他們不只撲殺了在鄰近地區出沒的囓齒類，甚至連寵物也全數撲殺，展現了對防疫的決心。實際上也的確有過鼠疫經由貓傳染的例子，以時代背景而言（撲殺寵物）算是非常明智的決定。雖然最後還是失去了112條性命，但只達到日軍原本預測中1450人的8％，成功將災害降到最低。在沒有抗生素的年代，這樣的防疫對策已經算完備到令人吃驚的程度了。這些都多虧了30年前滿

州鼠疫猖獗受難時得到的寶貴經驗。

鼠疫與天花

　　天花（smallpox）是一種和鼠疫一樣危險的疾病。鼠疫橫掃了歐洲和亞洲大陸，而天花則襲捲了南美洲大陸。天花是由歐洲探險隊帶去南美洲的。不同於相對更適應天花的歐洲人，新大陸的原住民完全沒有辦法招架這種疾病。若不是因為天花，原住民的軍隊想必不會如此欲振乏力，敗給了西班牙探險隊。

　　當時西班牙探險隊的槍在一分鐘內大約只能擊發兩次，雖然一開始也有用槍聲威嚇的效果，但隨著時間過去，原住民也逐漸適應了槍聲。儘管跟用身體搏鬥的原住民比起來，歐洲征服者的刀劍和盔甲可以發揮很大的威力，但在征服印加帝國時，法蘭西斯科・皮薩羅（Francisco Pizarro）率領的人數只有200人左右。征服印加和馬雅帝國的人並不是西班牙皇室派遣的正規軍，而是一群為了尋找黃金城自發組織探險隊的平民百姓。民間探險隊組織的規模是有限的。另一方面，印加帝國的人民則超過了10萬人。儘管如此，原住民還是輸了。因為出現了一種近似天花、當地原住民稱為「科科利茲特利」（Cocoliztli）的傳染病，才讓西班牙探險家得以贏得戰爭。

　　2020年，英國BBC整理出歷史上的傳染病，首先介紹了鼠疫和天花。因鼠疫喪命的人數在前面提到的三次大流行期間，推估約有2億人左右，而死於天花的人數則推估為3億5000萬人。當然，推估久遠以前的資料並不容易，這兩種疾病爆發的時間點

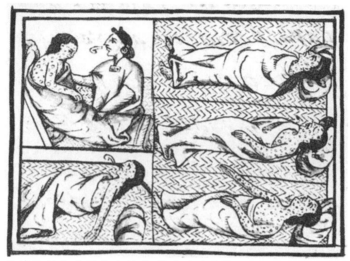

當時被新大陸原住民稱為「科科利茲特利」的疾病

也不一樣，因此對社會造成了不同的影響。但整體而言，人類歷史上最多人死亡的傳染病想必就是鼠疫和天花了。

　　鼠疫和天花一樣都是折煞人類的疾病，直到現在都被列為生物恐怖攻擊傳染病。但這兩種疾病有很大的不同：鼠疫是由細菌（bacteria）感染，但天花則是病毒傳播的。細菌和病毒就像人類之於手機一樣截然不同，從概念上便存在巨大的差異。一般而言，細菌比病毒大上許多，而且是由細胞構成，吸收適度養分就能自行生存。然而病毒僅由基因和少量必要蛋白質所組成，是極小的個體。病毒不需依靠養分來生存，而是寄生在周圍活著的細胞上。雖然說可以用抗生素殺死細菌，但幾乎沒有成功研發出能殺死病毒的物質。因此，天花的確更加危險，但幸運的是我們還有疫苗。

1796年，愛德華・詹納（Edward Jenner）決定要證明一個口耳相傳的情報 —— 據說養牛的人都不太容易染上天花。為了驗證這個假設，他把牛痘的膿汁接種到園丁無辜的八歲兒子詹姆斯・菲普斯（James Phipps）身上，之後甚至還在這孩子的身上再次接種了天花的膿汁，幸好這無力抵抗的少年沒有染上天花。這極度危險同時卻非常珍貴的實驗立刻被上報至學會，在這之後經過系統性的驗證，牛痘（天花）疫苗正式成為世界上疫苗的基準。

天花消失了嗎？

1977年，當時在索馬利亞難民營附近工作的23歲醫院團膳廚師阿里・馬奧・馬林（Ali Maow Maalin）染上了天花。雖然沒有查出確切的感染途徑，但推測他是在帶人去營中施打天花疫苗的過程中感染的。然而讓馬林在歷史上留名的原因不是他的感染途徑，而是他感染天花這件事本身非常重要。他是地球上最後一個經「自然」途徑感染天花的人。

那麼也有病人是經由不自然途徑染上天花的嗎？有。就在隔年的1978年，英國攝影師珍妮特・帕克（Janet Parker）的情況就是這樣。身為攝影師的她也有承接實驗室照片的拍攝委託，但好巧不巧，她拍攝的亨利・貝德森（Henry Bedson）教授的實驗室裡正在研究天花病毒。雖然當時也有對病毒進行嚴格管理，但並不像現在徹底做到密封。身為普通人的帕克還是處在一個容易暴露於病毒感染風險的環境之中。她在拍照過程中意外染上了天

花。之後跟她足跡重疊的所有人都遭到隔離，她的爸爸在隔離期間因心臟麻痺死亡，實驗室的負責人貝德森教授也因此自責不已，最後自殺身亡。帕克也在發病十天之後不治。

若撇除這起發生在1978年的實驗室感染悲劇，馬林就是最後一位天花患者。在這之後過去了40幾年，並沒有再出現任何天花患者的報告。既然天花病毒在這麼長的時間內都沒有找到宿主，我們是否能認為天花在地球上已經被消滅了呢？1980年，世界衛生組織宣布天花已於地球上絕跡。

要消滅天花只能仰賴疫苗，可是疫苗總是不夠。而疫苗不足卻能成功消滅天花的原因，都是多虧採取了「環狀接種」（ring vaccination）策略的緣故。環狀接種是優先為天花較常發生的地區或接觸人士接種的策略，目的是為了消滅危險區域的天花。從現在的觀點來看很理所當然，但當時的接種以先進國為主，天花猖獗的印度等地區則一直處於疫苗不足的狀態。準確掌握這種情況、訂定策略並付諸實行的威廉・佛吉（William Foege）還因此在2020年榮獲生命未來獎（Future of Life Award）。雖然是我個人的意見，但我認為他的名字就算在諾貝爾和平獎上出現也不奇怪。

不過這些事當然不是僅憑他一個人就辦到的。首先，在冷戰方酣的1970年代後半，先安排機會促使美國和蘇聯合力撲滅天花的人是維克多・日丹諾夫（Viktor Zhdanov），他和威廉・佛吉一起獲頒生命未來獎。然而，無論如何最重要的自然還是疫苗的存在。詹納發明的牛痘疫苗經過200年的發展，重生為更安

全、強大的疫苗 —— 不再是被動用途，而是能包圍並消滅天花病毒，以主動攻擊為目的發揮作用。而另一方面，天花也是相對容易消滅的一種疾病。天花雖然危險，但感染後會在短時間內全身長出皮疹，以肉眼就能輕易辨認。還有動物不容易染上人類的天花病毒，所以只要把病人隔離好，就能充分消滅天花。結合200年間的疫苗知識、專家的熱忱，以及天花本身的弱點，人類就這樣成功使天花絕跡了。

40年無患者情況下開發的新藥

不過，美國的食品藥物管理局（Food and Drug Administration, FDA）在2018年批准了天花治療藥物「TPOXX」，而後2021年6月又再次批准一種名為「Tembexa」的天花治療藥物，甚至還破例僅憑動物實驗結果就批准了。這也難怪，要針對病人做臨床實驗是不可能的，根本就沒有病人哪。但40年間都沒有出現病人的天花，為什麼會需要治療藥物呢？這40年因為擔心副作用，甚至連天花疫苗都未施打的全世界的人，應該要怎麼看待這件事呢？

跟你猜的一樣。之所以需要藥，是因為天花也可能當成恐怖攻擊的一種手段。距離我們最後施打天花疫苗已經過了40年，而我們在這段時間幾乎喪失了對天花的適應力。假如現在有任何人刻意利用天花病毒，我們便只能像16世紀初被歐洲人征服的南美原住民那般無力地倒下。

如此一來就只有兩個辦法。要不是盡快生產天花疫苗，就是

使用治療藥物。但就跟各位熟知的新冠肺炎情況一樣，不管疫苗生產、配送、接種的速度有多快，仍然是需要時間的。而且因為長期保存不易，也要考慮到辛辛苦苦做出來的疫苗可能會面臨不得不銷毀的困境。既然如此，先準備好治療藥物也是個不錯的策略。開發抗病毒藥物是非常困難的，但因為已經有了略具療效的藥物，所以政府批准這些藥物的販售，並事先儲備起來也是很合情合理。

　　不過，究竟誰會把天花傳播出去？不是說天花已經從地球上消失了嗎？其實並沒有完全消失。美國和俄羅斯各自保管著天花病毒的樣本。如果美國和俄羅斯相互信任，願意一起銷毀樣本的話想必是最美好的結局，但那是不可能的。國際政治哪來的無條件信任？於是為了牽制彼此，這兩個國家便保存了用來製造疫苗的天花病毒，以防萬一。當然，我相信一定已密封得萬無一失。我們能做的，只有無條件信任兩國必定不會把天花傳播出去。這也是有人之所以擔憂俄羅斯在攻打烏克蘭的過程中，可能將天花用作生物戰劑的原因。

　　不過就算這兩國沒有傳播天花，同樣不能排除天花出現在第三地的可能性。2011 年，紐約市中心從地底下挖出一口棺材，裡面有一具精心密封的屍體。一開始眾人還推測這是不是行凶殺人後藏匿的屍體，而過度密封也惹來好事之徒的關注，懷疑是否有財寶藏在裡頭。然而經過全面調查後，診斷出來的死因居然意外地是天花。死於 150 多年前的這具遺體，是為了避免天花病毒外洩才嚴密地封了起來。雖然絕對不容發生，但北極的冰川融化

後，也可能導致遺體外露、遺體內的天花病毒隨之解凍的情況。另外，世界衛生組織曾針對猴痘（moneypox）疫情於2022年7月發布其為國際突發公衛事件，也是另一個展現出這系列病毒有多麼可怕的例子。在天花不知會何時、以何種形式出現的情況下，事先準備好對策有其道理。

所以不僅是美國，韓國也將天花納入生物恐怖攻擊傳染病管控的範圍。劃分生物恐怖攻擊傳染病時，雖然致死率也很重要，但更為關鍵的，是要考慮一旦它被當作戰爭武器發動攻擊的時候，我們會有多麼毫無防備。如果天花現在傳播開來，會比至少還有藥物可用的愛滋病更令人畏懼，所以保健部依然為天花防治費盡了苦心。

疾病的可怖是無止境的。

深入了解

南美人和歐洲人為了什麼而爭？

　　前面提過，在征服南美洲的過程中，歐洲人傳播過去的天花貢獻不小。這些西班牙探險家處在意外有利的位置，卻唯獨有個原住民的武器嚇得他們瑟瑟發抖 ── 箭。原住民是為了狩獵而用箭 ── 在長長的竹筒裡放著長長的箭，射擊的方式是用嘴吹出，所以箭本身的威力並不強。朝鮮同時期的弓箭則來得準確而有力許多。

　　南美原住民為了提高這些箭的攻擊力，便在箭頭塗了毒藥。他們憑經驗知道只要將有毒植物搗碎後壓出汁液，再把汁液沾在箭頭上，就能光靠嘴巴吹氣的微弱力道順利射殺獵物。雖然傷口並不大，但從傷口滲入的毒液能夠殺死獵物，這點是確定的。而他們也把這種技術直接用在西班牙探險家的身上。西班牙探險家的槍在發出槍響的那一刻，也同時暴露了自己的位置，但原住民的吹箭則不需要擔心這點，既隱密又致命。

　　但南美原住民的武器並沒有實用到足以扭轉戰況的地步。因為光是要悄悄接近目標就不是件簡單的事了。雖然森林裡很適合狩獵，但並不適合大規模戰鬥。不過，還有一個單純的問題。毒殺致死的獵物可以吃嗎？吃的人會不會也因此中毒呢？

　　隨著時間過去，歐洲的醫生也開始對這件事感到疑惑，於是便研究起原住民究竟如何適應自己箭上的毒液，並找到了該病因物質，命名為「筒箭毒鹼」（tubocurarine）。筒箭毒鹼不會被消化道吸收，因此從食物中攝取並沒有成什麼大問題。但筒箭毒鹼從血管中進

入時，能瞬間麻痺肌肉，使其喪失動作能力。因此被原住民的箭擊中的動物就只能無法動彈，等著被獵人補槍射殺。不過，有更多是在被射殺之前就因呼吸肌肉麻痺窒息而死。這就是為什麼這種毒素對獵物而言很危險，對將其吃下肚的獵人來說卻很安全。

　　1942年，加拿大的醫療團隊用了這危險的毒素替病人全身麻醉。一般全身麻醉使用的是氣體麻醉，但將氣體麻醉的管路插入氣管並不容易，所以要先靜脈注射麻醉劑誘導病人入睡後再插管。不過，我們的氣管在入睡之後仍然守護著我們。為了阻擋管路進入，呼吸肌肉會出現收縮反應。這種自律反應會導致麻醉不易，所以必須動用麻痺呼吸肌肉的藥劑。總而言之，就是用靜脈麻醉劑使病人入睡後，再用麻痺呼吸肌肉的藥劑使肌肉放鬆，最後再插管。或許各位讀者會覺得這工程是不是太浩大了，那麼我再補充一點，平常我們其實很難遇到呼吸肌麻痺藥物或吸入性麻醉藥物。舒眠內視鏡等大部分簡單的手術，光靠異丙酚（propofol）等靜脈注射麻醉藥劑就足夠了。

　　如果妥善使用，筒箭毒鹼的確可以用於狩獵和全身麻醉，但若稍有不慎，也可能置人於死地。對健康的人類使用筒箭毒鹼能讓人在數分鐘內死亡，就像1500年代南美原住民的獵物一樣。曾經發生過疏忽導致的醫療事故，也有人將它用於毒殺。每年快被遺忘的時候都有類似的報導出現，實在是令人惋惜。

　　另外，筒箭毒鹼也曾出現在《福爾摩斯探案》系列中。《福爾摩斯探案》的作者亞瑟‧柯南‧道爾（Arthur Conan Doyle）是個在倫敦開業的醫生，因為病人不多，他做了各種嘗試，不僅進行基礎研究，還發表了有關砷元素的論文。但之後他開始對小說感興趣，於

1887年創造了夏洛克・福爾摩斯這個角色。跟羅伯・柯霍一樣，那個時候病人不多的醫生還真是會找事做呢。但儘管道爾熟知各種劇毒物質，卻對筒箭毒鹼有著誤解。

　　筒箭毒鹼曾出現在夏洛克・福爾摩斯誕生的第一本小說《暗紅色的研究》（A Study in Scarlet）中。小說的犯人在被逮之後，自白時提到他使用了南美原住民的箭毒。接著犯人供出他把毒素製成藥丸，再讓被害人吃了下去。但就像前面說明過的，箭頭上的毒素 —— 筒箭毒鹼這種成分被人吃下去並沒有什麼毒性。就算這箭上的毒並非筒箭毒鹼而是另一種毒，但只要是狩獵使用的毒素都是食用時不具毒性的，畢竟狩獵的目的就是享用獵物。退一萬步來說，假使南美原住民除了狩獵用毒之外，還開發出戰鬥使用的新毒素，那就能理解，但這種紀錄不易尋得，因此我還是傾向認為道爾對小說的設定有誤。這部作品被改編成班尼迪克・康柏拜區（Benedict Cumberbatch）和馬丁・費里曼（Martin Freeman）主演的英國BBC電視劇《新世紀福爾摩斯》（Sherlock）的第一集〈粉紅色研究〉，劇中也沒有出現這種設定錯誤。

第 2 章

麻醉藥劑，主宰戰爭的關鍵

山林地和閃電戰

　　號角響起，戰車開始移動。為了分出這場戰爭的勝敗，德軍開始進軍。這是他們為攻入阿登林區擊敗法軍所踏出的第一步。為了贏得這場戰爭，德國經過無數的模擬和試錯，最後終於決定要先從這個地方開始進攻。但為什麼偏偏是阿登森林呢？

　　德國早在還是普魯士王國的時候就和法國有過戰爭，所以對彼此的戰術再了解也不過了。一旦戰爭爆發，雙方總是會在兩國的中間——比利時展開戰鬥。拿破崙（Napoléon Bonaparte）不也是在比利時的滑鐵盧垮台的嗎？第一次世界大戰時他們也在這個地區頻繁交戰，白白浪費四年之後輸了。

　　法國的主力軍的確就在這裡。過去總是如此，無謂地進攻，又無謂地敗下陣來。如果比利時很困難的話，還有一個辦法是乾脆越過下方的瑞士進攻法國。瑞士這麼小的國家能有什麼力量呢？但這個小國在過去五年拚了命一鼓作氣，培養了幾乎可以征服世界的強大軍隊。根據取得的諜報，瑞士軍隊的質與量是法國

無法比擬的，直接攻打法國反而還簡單一點。瑞士甚至強到讓人不禁感謝它是永久中立國的地步。想一想的確也是，瑞士的傭兵從中世紀起就享譽歐洲，小河馬可是惹不起的。[2]

當然，法國和德國相連的國界非常長。不管從國界的哪邊進去，只要朝巴黎走就對了，條條大路通巴黎。但法國也很明白德國的處境，早已興建了大規模的戰壕。法國人沿著整個國家的邊界挖掘戰壕，彷彿萬里長城一般，而萬里長城還是蓋在地上的，用大砲有辦法炸毀，但法國的戰壕卻是在地底下。況且那還不是臨時興建 —— 足足以160億法郎的預算花了十年才完工，裡面甚至有備戰的基地和運輸列車專用的軌道。這條稱為「戰壕」，又讀作「要塞」的防線，取當時法國陸軍部長之名，被命名為「馬奇諾防線」（Maginot Line）。假如德國通過了馬奇諾防線，很可能一舉抓住勝利的先機，但第一次世界大戰當時就跨越不了的壕溝，現在又怎麼過得去呢？而一旦戰事延長就會打敗仗，又要落入第一次世界大戰的下場。

所以，剩下來的地方只有阿登森林了。這座林區位於比利時的南方，以地勢特徵來說並不適合大規模的軍事作戰，因此守備也很鬆散。當然並不表示沒有防禦部隊；一旦入侵被發現，法軍就會一湧而上。但如果德國的裝甲部隊可以比預期更快速攻堅，就能向北進攻，從後方攻擊駐屯在比利時的法國精銳部隊，就像用鐮刀快速收割一樣。站在法國精銳部隊的立場，那等於是被德國入侵的軍隊和攻入阿登森林的軍隊兩邊夾擊，要妥善應戰實際上是不可能的。那麼下方的馬其諾防線就毫無意義了。巴黎會直

接被攻陷。只不過，德國的裝甲部隊真有可能比想像中更快攻下
這座不適合大規模戰鬥的阿登森林嗎？

甲基安非他命

德軍使用了興奮劑。這個物質的商品名稱是「Pervitin」，成
分名是「甲基安非他命」（methamphetamine，俗稱冰毒），而它
在日本的商品名則更加出名，叫「Philopon」。雖然根據紀錄顯
示，它1887年就在德國成功合成出來，但一直是到1893年才由
日本藥物學家長井長義開發生產，繼而廣為世人所知。甲基安非
他命的構造雖然和多巴胺很接近，但它是一種更容易進入腦中的
物質，也就是說帶來興奮的效果超群。當然，起初做出這種物質
的時候不會考慮到這麼多，而就結果論來看，這的確是不該開發
出來的物質。

甲基安非他命在早期實驗時對恢復疲勞發揮了卓越效果，於
是它就像我們現在喝的咖啡一樣，融入了日本人的生活當中。德
國也在1937年正式開始販售，但並非拿日本商品來賣，而是自
行研究後開發的商品。因為它對軍人夜間行軍和維持注意力很有
幫助，深受德國人喜愛，甚至到了指揮官會推薦給士兵使用的地
步。甲基安非他命也會大量供應給戰車隊員，一想到德軍的主力
是裝甲部隊，箇中原因就很好理解了。待在忽冷忽熱的坦克車
裡，要長時間集中精神並非易事。

第二次世界大戰初期，德軍的強大氣勢讓人驚嘆不已。第19
裝甲師是菁英中的菁英，他們在戰爭初期衝鋒陷陣，指揮官海因

茲‧古德林（Heinz Guderian）發表演說，呼籲士兵要以三天不睡覺的覺悟行軍。等戰鬥結束後回到基地，這才發現裝甲部隊攻堅的距離是連續奔跑三天也無法達到的 —— 他們展現了讓人難以置信的速度。那段我們稱為閃電戰的神話，就是以此為發軔。第7裝甲師的艾爾溫‧隆美爾（Erwin Rommel）同樣也展現了驚人的戰鬥速度。隆美爾不單純是速度驚人，還遊刃有餘輾壓了法國和比利時軍隊。隆美爾的部隊被證實也有使用Pervitin，甚至還是隆美爾本人用心地將Pervitin一一分送給士兵。

　　興奮劑的力量究竟有多大？當然，德軍在第二次世界大戰初期展現的強大破壞力，背後有許多原因。例如德國從納粹掌權時便開始準備戰爭，並把命運都賭在裝甲部隊上，長時間對士官們進行訓練。由於戰敗國從事軍事訓練會有爭議，他們還特地移動到不易受監視的地區進行長期訓練。訓練中不僅要學會操縱坦克車，還包含修理坦克車到戰鬥訣竅等各種事項。

　　坦克的相關訓練結束後，他們還同時進行了精神武裝和熟悉敵軍生活習慣的訓練。士官在戰鬥時可以不受位階限制，在適當範圍內保有最大限度的自由，於是自然就能靈活應對突發狀況。古人曾言：「將在外，君命有所不受」，不是嗎？但把這當成基礎訓練並不是個容易的決定，德國卻徹底奉行所謂的「任務型戰術」。長時間的訓練加上採取任務型戰術，大幅提升了德軍在戰爭初期的戰鬥力。

　　而速度方面也有加乘作用。德國的閃電戰是一種搶先攻堅的戰略。他們要將敵軍留在後頭，盡可能在最短時間內朝戰略目標

前進。但這樣一不小心就可能從後方遭到逆襲；當然信任後方支援的本國部隊也很關鍵，不過速度絕對是最重要的。要是不慎行動受阻，就會演變成大混戰。那樣的話，又因為在不適合大規模軍事作戰的地區，德軍的初期戰略就很可能完全失敗。戰爭一旦拉長，德國就無法勝利。第一次世界大戰時是這樣，第二次世界大戰到後半段也是如此。

正是Pervitin為德軍部隊增加了速度和續航力。雖然不得而知他們是否真的連續三天不睡，但Pervitin確實讓德軍以超越法軍常識的速度和續航力作戰。武俠小說裡，有時會出現使用封印的密技短時間提高戰鬥力的情節，對當時的德軍而言，Pervitin完美地達到了這種效果。

壓制住法軍的主要戰力後，德軍重新整備了戰隊，向巴黎進攻。法軍無力阻止氣勢大振的德軍，不久之後，法軍在最前線的戰鬥部隊便紛紛開始投降。於是納粹進入了巴黎。1940年6月14日，全面開戰約一個月後，德國取得了歷史性的勝利。

戰爭也延伸到了天空中。要是從空中墜落，大部分人都難逃一死，所以飛行員是一群無論何時都不敢掉以輕心的人。因此，當時許多飛行員都會在飛行前服用興奮劑。他們主要使用甲基安非他命或類似的安非他命。待在狹窄的駕駛艙裡，他們必須時刻保持緊繃，隨時搜尋敵機和躲避高射炮。萬一墜機，就算幸運存活，也必須面對成為戰俘的恐懼。這就是需要興奮劑的原因。據說他們平安返回基地後，則會服用巴比妥（barbital）等安眠鎮靜劑。

　　關於甲基安非他命影響飛行員的案例，日本則有更極端的例子。戰爭末期，日本在逐漸陷入劣勢時使出了最後的殺手鐧——我們熟知的自殺攻擊隊——神風特攻隊。然而神風特攻隊在執行自殺飛行任務的瞬間，究竟抱持什麼心情呢？他們真的樂意執行沒有回程燃料的飛行任務嗎？日本軍方為了阻止特攻隊員逃跑，不僅把他們的手綁在操縱桿上固定，甚至還派出監視飛機跟在後面，想到這些情況，就覺得不會有太多少年兵心甘情願執行這些沒有勝算的飛行任務。神風特攻隊在執行最後的自殺飛行前，最後喝下的東西便是天皇所賜的「Philopon 茶」。

伯恩奇蹟

　　德國對 Pervitin 的熱愛在第二次世界大戰結束後也沒有停歇。1954年的瑞士世界盃足球賽即為一例。這年是韓國第一次出戰世界盃，各以0比9和0比7的成績輸給了匈牙利和土耳其，是一次令人心痛的賽事。這也是西德在戰後首次參加的世界盃足球賽。

　　西德在分組賽時以3比8輸給了韓國以0比9慘敗的匈牙利。匈牙利是當時世界最強的隊伍，也是有力的冠軍候補。分組賽的結果是匈牙利以兩勝位列分組第一，西德和土耳其則是一勝一負，之後延長賽由西德戰勝土耳其，西德最終進入八強。而後西德分別贏了南斯拉夫和奧地利，進入決賽，決賽的對手是曾在分組賽時以3比8輸過的匈牙利。從韓國的角度來看，居然和世界盃冠軍和亞軍被分在同一組，還真是沒有分組運哪。

　　1954年7月4日，命運的總決賽在美麗的城市 —— 瑞士的伯恩揭開序幕。因為戰力有差距，決賽結果原本被認為會一面倒，當時匈牙利選手據說也曾目擊德國選手在比賽開始前眼神渙散的樣子。接著決賽開始了。上半場一開踢，匈牙利就立刻進了兩球，那時大家還認為戰況會如預期發展。但在十分鐘之後，德國跟著進了兩球，上半場以2比2踢平。下半場39分時德國又戲劇性踢進了一球，最終德國以3比2勝出。這場決賽被稱為「伯恩奇蹟」，西德在初次參戰的世界盃上跌破許多人的眼鏡，撈走了冠軍頭銜。

　　然而2010年，有報導指出西德隊曾於瑞士世界盃足球賽時服用Pervitin。而且不只瑞士世界盃，還爆出西德政府在其他國際賽事中也曾主動指示選手使用藥物。德國柏林洪堡大學2013年也發表過同樣的內容。匈牙利選手會見到德國選手眼神渙散的樣子，都是因為Pervitin的關係。他們是吃了藥贏得勝利的。

　　而針對足球比賽進行藥物檢測，是從1966年的英國世界盃開始的。所以在那之前服用藥物的行為都無法追究，不會因此被剝奪優勝紀錄。但對於把這稱為伯恩奇蹟、50年來津津樂道的許多人而言，便只能是一個留下污點的記憶了。德國就那麼想贏嗎？或許是需要一件事情來安慰戰敗後陷入失落的德國人民，也或許是抱著參戰軍人的心情吃下了Pervitin，又或許只是有服用的習慣，真相我們不得而知。不過身為一個專攻藥物史的人，我對此難免感到一絲苦澀。

侵入日常的精神科藥物

　　戰爭是無止境的。韓戰、越戰、波斯灣戰爭、伊拉克戰爭、阿富汗戰爭、伊拉克內戰（IS 戰爭）……數不清的全面戰爭與更多的地區戰爭頻頻發生，飛行員也持續使用著興奮劑。根據一則 2003 年的報導，一個參與阿富汗戰爭的美國飛行員在飛行途中看見地面閃著火光，懷疑是敵方的防空攻擊，於是投下了炸彈。但其實當時下方是加拿大軍人在進行射擊訓練，美軍的砲擊使得加拿大軍人無辜犧牲。據說當時美軍飛行員會在飛行前服用安非他命，而興奮劑的攻擊性和過快的反應速度引發了悲劇。

　　愛用興奮劑並不是歐洲或美軍獨有的特徵。IS 成員也被揭露是仰賴興奮劑才能持續作戰；想到他們至今的所作所為，這個消息似乎並不值得驚訝。但值得注意的是成分的問題。他們雖然稱其為聖戰藥丸（Jihad pill），但藥劑的主成分是一種名叫苯甲錫林（fenetylline）的物質。苯甲錫林的結構由安非他命及茶鹼（theophylline）組成。安非他命暫且不提，茶鹼又是什麼藥呢？它的作用和咖啡因很接近。也就是說，IS 成員在作戰之前會先吃下藥效強烈的兩種興奮劑，可以想像成把安非他命泡在很濃的咖啡裡喝下去的感覺。

　　2020 年，掃蕩 IS 作戰接近尾聲時，新聞報導義大利警方查扣了一批由 IS 成員所使用的聖戰藥丸。遭扣押的聖戰藥丸多達 14 公噸，讓人不禁懷疑 IS 成員每次戰鬥前究竟是否真的只吃一顆。

隨著第二次世界大戰結束，身為甲基安非他命宗主國的日本也開始省思他們濫用Philopon這件事。他們終於發現自己過度仰賴興奮劑，且個人及社會都因此付出高昂的代價。但戒斷毒品談何容易呢？日本仍然存在許多躲在暗處服用Philopon的成癮者，為了解決他們的需求，便轉而在管制相對寬鬆的韓國製造Philopon。2018年由禹民鎬導演、宋康昊主演的電影《毒梟》，便深刻反映了這種時代現象。

甲基安非他命的化學結構相當簡單，只需要一點經驗和毅力就能製成，於是韓國很快便成為日本的供應來源。而進入1980年代，隨著日本嚴格管制Philopon的使用，韓國製造的Philopon開始在本國也有人消費。這也是何以全世界的毒品使用者絕大部分用的都是大麻，但甲基安非他命成癮者的比例在韓國卻更高的原因。雖然最近這種趨勢正逐漸下降，但我認為不一定是甲基安非他命的成癮人數變少，也可能是其他毒品種類增加的關係。我們韓國人曾有一段時間自詡為無毒品淨土國，但看到相關消息接連爆發，不禁讓人懷疑現在到底還是不是淨土。

雖然甲基安非他命被歸類為精神科藥物，受到嚴格控管，但因為其結構有很強的活性，所以目前醫療上使用以甲基安非他命為基礎的藥物仍是謹慎以對。首先，這種興奮劑有抑制食欲的效果。想到毒品成癮者的時候，一般都會先聯想到骨瘦嶙峋的人吧？甲基安非他命的結構簡單，因此經過化學上的調整後，便可研發成食欲抑制劑，現在也有相關的減肥藥在市面上販售。但基本上這種物質仍屬於精神科藥物，需要處方才能取得，且受到限

制，僅能服用一段期間。我很了解它的結構，所以會覺得真的有必要承受風險，非得服用這種減肥藥不可嗎？其實最近相關的減肥藥中，有一種藥被查出和心臟相關的副作用有連帶關係，甚至因此退出市場。就算有一天必須仰賴藥物減重，我想我也會選擇其他種類的減肥藥。還有很多結構完全不同，或作用機轉不一樣的減肥藥物，希望各位讀者參考看看。

第二種甲基安非他命的現蹤處是注意力不足過動症（attention deficit hyperactivity disorder, ADHD）的治療劑。前面提到的聖戰藥丸原本也是在1960年代當成ADHD的治療藥物而開發出來的，但之後因副作用強烈便遭到禁用。不過，近年來調整甲基安非他命結構製成的ADHD治療劑已經能相對安全地供人用作藥物，經適當處方服用可以達到良好的效果。跟減肥藥不同，ADHD在治療上沒有其他替代的治療劑，也是之所以需要有這種藥物的原因。

但這種藥也可能有截然不同的用途，那就是被當成「聰明藥」使用的時候。畢竟現在社會競爭激烈，會把手伸向這種危險的藥，也並非不能理解。但正如前面提到的，ADHD治療劑需經過合理的處方指示才能服用；也就是說，給注意力不足的人服用的話，某種程度內可以改善問題，但正常人服用並不表示可以增加注意力。而我們的身體對於這類型的藥很容易產生耐受性，效果很快就會退去，只留下令人狼狽的副作用。ADHD藥物和成績提升之間的關係也還不明確，這點或許對學生父母而言很可惜，但站在保健醫療的觀點來看則是值得慶幸的事。

　　我還想舉一個名叫Richard Fee的學生的例子作為反面教材。當年Richard Fee只有23歲，是一個正在準備醫學院考試、平凡而善良的青年。但自從他為了提高成績，在2009年服用成分為安非他命的ADHD治療劑——商品名「阿德拉」（Adderall）的藥物之後，一切都變了。醫師為他開的藥物原本是必須經過嚴格檢查和面談才能在有限情況下開出處方箋的藥，但他早就打定主意要裝成ADHD患者，於是醫師就輕易開出了處方。不曉得醫師是真的被騙，或者沒想太多就開了藥，總之雖然他的成績馬上就稍有提升，但開始在家裡尖叫、在地上爬，出現了許多詭異的舉動。他的父母看不下去可愛的兒子變成這副模樣，於是勸他停藥。但嚐過一次禁果的人，又怎麼可能放手呢？發現兒子愈來愈暴力之後，他的父母走遍了所有兒子會去的醫院，要求醫院不要開藥，但兒子卻每三個月就造訪父母不知道的遙遠醫院拿到處方藥。兩年之後的2011年，他在自己的房間裡自殺了。才不過兩年，他就成了相框中的遺照，為我們留下一記沉重的迴響。

鴉片與嗎啡

　　被用在戰爭中的毒品類藥物並不只有興奮劑，我還想要介紹會被當成鎮靜劑使用的毒品。一般想到毒品時，我們會以為冰毒和鴉片都差不多，但其實它們是截然不同的物質。首先，在法律上就很不一樣。根據韓國〈毒品類管理法〉（마약류관리법），所謂的毒品類用來指稱麻醉藥物、精神科藥物及大麻。可以把麻醉藥品想成萃取自鴉片或古柯葉中的物質，或者其加工品及相關

合成物質，主要有嗎啡（morphine）、海洛因（heroin）、古柯鹼（cocaine）等。精神科藥物雖然和這些麻醉藥物的結構完全不同，但因為對中樞神經的影響巨大，成癮性強，所以需要另外管理，前面提到的甲基安非他命和各種安眠藥便屬於此類，效果也有明確的區別。甲基安非他命主要是當作興奮劑使用，鴉片或嗎啡等主要則用作鎮靜劑。所以我們現在要介紹的鴉片和嗎啡，基本上很少是為了提高戰鬥力而用。雖然的確有被冠上雄壯名號的「鴉片戰爭」，但鴉片戰爭發生當時也幾乎不曾將鴉片用於戰場上。鴉片只是一個戰爭的名字而已，也並沒有出現和鴉片有關的疾病。當然，毒品成癮是嚴重的問題，不過和本書想探討的內容在脈絡上不大相同。

　　然而在鴉片戰爭後，鴉片開始正式用於戰爭之中。這時並不是用在戰鬥上，而是用來治療傷兵。契機則有兩個，第一個是注射器的普及 —— 在這之前的麻醉還停留在口服或用鼻吸入的程度，自從注射器在1850年代普及之後，便可以將麻醉藥劑直接注入血管中。這種變化等於是把麻醉劑直接用「火箭配送」火速送入血管，麻醉的效果自然卓越，但那也伴隨著同等巨大的危險。不過，第二個契機則是更為重要的轉捩點，而且早在1804年便已經達成，那就是人類成功分離鴉片的主成分 —— 嗎啡。

　　鴉片的生產方法相較簡單。將成熟落地前的罌粟果實表面劃出傷口，就會流出汁液，蒐集這些汁液乾燥後，就能形成褐色的鴉片膏。將鴉片膏磨碎、再次用攝氏60度以下的溫度加熱乾燥，便可以製成鴉片粉，每個地區的製作方式和效果都稍有不

同。但為什麼效果會不一樣呢？雖然可能是種類上的差異，但最關鍵的原因還是由於主成分的含量不同。根據韓國毒品防治運動本部的介紹，鴉片中的嗎啡含量現在也很難超過20％。既然鴉片中的嗎啡含量會不一樣，那把嗎啡單獨分離出來，效果不就會更強烈了嗎？

　　嗎啡是在1804年由21歲的德國藥劑師弗里德里希‧瑟圖納（Friedrich Serturner）分離出來的。大概正是初生之犢不畏虎吧？這膽大包天的青年居然把直接拿去賣也不奇怪的珍貴鴉片溶在水裡，加入酸、鹼，再加熱、冷卻，把裡頭的成分一一分離出來。為了確認其中看起來最有故事的白色粉末有什麼效果，他找來三個朋友，讓他們一起服用。因為當時對用量還沒有概念，所以甚至還因使用過量而到鬼門關前走了一遭，最後靠洗胃才好不容易搶救回來。或許是對這種粉末的安眠效果感到恐懼，瑟圖納取夢神摩爾甫斯（Morpheus）之名，替它命名為「嗎啡」（morphine），之後很長一段時間都對它不聞不問。

　　這樣的瑟圖納在十年後不知為何開始賣起了嗎啡。其實嗎啡的效果比起鴉片的效果強多了。要是有主成分含量20％，和主成分含量100％的物質，一般來說當然會選擇後者吧？除了嗎啡以外，鴉片之中還含有大量其他成分，這些物質會引起反胃或便祕。當然嗎啡本身也會有這些作用，但還是單純服用嗎啡的效果會更為確實。

　　嗎啡成功分離出來，在藥品的歷史上也有重大意義：第一個從傳統藥材中分離出成分的藥物便是嗎啡。以嗎啡的分離為起

點，人類開始研究如何從具藥效的新鮮藥材裡分離出藥物成分，而成功分離出成分後，有關藥物活性的作用機轉或改善藥效的研究遂開始蓬勃發展。

嗎啡有許多種用途。最初，它被當成安眠藥，一直是這麼使用著，但久而久之，它的鎮靜效果也被拿來利用。當然，缺點就是很容易上癮。嗎啡的作用機轉和成癮性研究仍受到很多人的熱烈研究。

嗎啡被成功分離，且發明了注射針筒之後，對嗎啡成癮的人開始急速增加。原本為了賣給中國所栽培的印度產鴉片，搖身一變為產自歐洲的嗎啡，甚至轉而回到歐洲人自己身上，而且還是裝在針筒裡頭。然而歐洲人卻出奇制勝，把如此危險的嗎啡運用在戰爭中。那是因為嗎啡有除了安眠與鎮靜之外的另一個效果 —— 止痛。

在1860年代，全世界的戰爭還尚未止息的時候，其中特別慘烈的戰役是美國的內戰 —— 南北戰爭。隨著槍身裡刻有膛線的槍枝正式普及，並且引進了初始型態的機關槍，當時死傷者增加的程度幾乎無法與以往的戰爭相提並論，而這樣的戰爭持續了四年之久。戰爭最後以北方的勝利告終，但留下了一群傷兵，而這些傷兵大多都有毒品成癮問題，被稱為「士兵病」（soldier's disease）。

退役軍人之所以會沾染毒品，是因為他們在交戰時受傷，接受了嗎啡的注射治療。第二次世界大戰時，因為擔憂嗎啡成癮的問題，曾對嗎啡的使用有所管控，但南北戰爭的時候還沒有這種

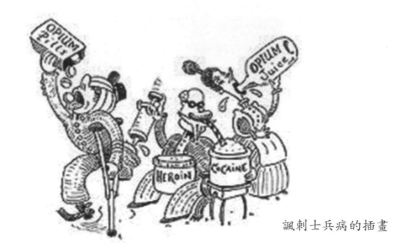

諷刺士兵病的插畫

措施，就一股腦忙著為大聲喊痛的傷兵注射嗎啡。打了一次還痛的話，便再打第二次。就這樣成癮者日漸增加，等到戰爭結束，他們還在四處尋求注射嗎啡。不僅南北戰爭如此，幾乎同時期的普法戰爭等也出現類似的狀況，原因想必在於戰爭白熱化之後，傷兵愈來愈多，卻苦無足以有效治療傷患的辦法。

海洛因

　　就像鴉片進化成蔚為風潮的嗎啡，開始大量催生出成癮者那樣，嗎啡也同樣進化成了惡名昭彰的海洛因。學者手中已經握有成分單一的嗎啡，卻仍不滿足於自然形成的嗎啡，他們想在實驗室利用各種可能的試劑開發出更強力的鎮痛劑。結果在1874年，英國倫敦的某家醫院便製造出這個名為海洛因的怪物。幸運的是海洛因在這時還沒有被單獨開發出來，尚未問世。但到了1897年，拜一間名叫拜耳（Bayer）的德國藥廠之賜，海洛因

的銷售彷彿像長了翅膀般順利起飛。這時將嗎啡合成為海洛因的人是一個名叫菲利克斯・霍夫曼（Felix Hoffmann）的化學家。拜耳藥廠號稱那是不會上癮的鎮痛劑，打著誇大的招牌開始販售海洛因，幸好他們把重心放在同時期開發的阿斯匹林（Aspirin）上，沒有將海洛因納為主力商品。但其他公司並未如此，海洛因的世界就此到來。

嗎啡和海洛因的結構

嗎啡現在仍被當成鎮痛劑廣泛使用，但海洛因則幾乎不具有醫學用途。因為嗎啡的止痛效果就已經很充分了，沒有理由再使用更危險的海洛因來止痛。但那些成癮的人似乎不這麼想。不管使用多強的麻醉藥，我們的身體都不必花太多時間去適應麻醉，於是就會需要尋求更強效的麻醉藥，一般普遍認為到了要服用海洛因的地步，就已經走投無路了。再怎麼樣對毒品成癮的人，也知道毒品對身體不好。抽菸的人也明白菸的害處，吸毒成癮這件事豈會不知道？只不過多數人是因為戒斷症狀和成癮行為無法擺脫毒品，而海洛因又屬於情況特別嚴重的一種。

一直注射海洛因會發生什麼事呢？海洛因一般是用注射針筒

打的。如果從正當管道購入海洛因，應該會得到能完全溶於水的白色粉末，但就像前面提過的，幾乎不可能有辦法從正當管道接觸海洛因，只能在路邊透過非法管道取得。結果就只好把粗製濫造的海洛因放進骯髒的容器（一般是湯匙）裡溶化，舉起用過好幾次的針筒刺向自己寶貴的血管。因為針筒是重複利用，所以也有感染各種疾病或愛滋的風險，但這種風險沒有被成癮者當一回事。

海洛因雖然是經化學合成而來，但基本上是源於鴉片的成分。它保有鴉片大部分的原有特性，效果則強烈許多。也就是說，它不僅有強效止痛、鎮靜、安眠的效果，還可能引發噁心或使呼吸衰竭。將這些副作用結合起來就能得出一個簡單的結論 —— 注射海洛因可能使人沉浸在深深的幸福感中安然入睡，但也可能被嘔吐物阻塞氣管，或者呼吸微弱到衰竭。一般情況下這些問題會伴隨痛楚一起發生，但強大的止痛和安眠效果讓人無法意識到危險，而且會直接導致死亡。

既然如此骯髒而危險，為什麼還是有人持續注射海洛因呢？因為以一種鎮靜麻醉劑而言，它的效果比任何一種藥物都還強的關係。它甚至比嗎啡強：跟嗎啡比起來，海洛因更容易進入大腦，而且在進入大腦後，會於腦中再次轉化為嗎啡，所以能比嗎啡更有效率地達到想要的效果。

合成毒品的出現

從鴉片到嗎啡，再轉化為海洛因的過程中，這些東西的體積

逐漸縮小，而附加價值則隨之增加。雖然這種變化對走私販而言再好也不過，但這些化學合成物之所以會研發出來，自然不是為了走私的人。最初是懷著崇高的目標 —— 要發明出不會上癮的止痛劑才開發的。但無論理由是什麼，終究還是失敗了。目前源自鴉片的所有物質中，能維持良好止痛效果、同時不具成癮性的物質，就我所知並不存在。

從鴉片、嗎啡，到海洛因都接連失敗的科學家們，依舊想透過這種非自然的純合成物質達成他們期望的目標。接著在第二次世界大戰開打後的1939年，由於鴉片進口受阻，德國立刻研發出一種叫配西汀（pethidine）的藥物。不管再怎麼急，也應該無法像這樣三兩下就把藥做出來，但德國竟然用純合成物就生產出這種藥物，想想還真了不起。不過這也難怪，美國可樂出現進口短缺的時候，三兩下就做出芬達的國家也是德國。總之到了戰後，配西汀就這樣走入了全世界，現在也是被廣泛使用的止痛劑之一。不過，真正的怪物是下面要介紹的吩坦尼（fentanyl）。

吩坦尼是以配西汀結構為基礎在1960年研發出來的藥物。不同於其他必須以針筒注射的麻醉止痛劑，它可以製成貼片使用，非常便利。吩坦尼止痛的效果高達嗎啡的100倍，因此也被用在懷孕生產時的無痛分娩。它的結構同樣很簡單，只要稍微具備化學知識就能輕易製造出來，也因此價格低廉。下一頁的圖有吩坦尼的結構，只要跟嗎啡放在一起比較，就算是不熟悉結構式的人也看得出來它的結構更加單純。

再來要談缺點了。吩坦尼的成癮性依然很高，而且前面介

紹過鴉片類止痛劑的特徵 —— 止痛、鎮靜、安眠，還有呼吸衰竭、嘔吐等副作用也依然存在，因此服用之後很可能像攝取了嗎啡那樣在睡夢中死去。2015年起，美國因吩坦尼喪命的人數持續上升，2017年的死亡人數甚至高達2萬8000人。

嗎啡　　　　　　　　　吩坦尼

嗎啡和吩坦尼的結構

　　韓國也曾經發生吩坦尼的相關意外，引起一片譁然。2012年，某復健醫學科因原本開出的處方止痛藥讓病人仍不停喊痛，醫師便開給他吩坦尼貼片的處方。但這個病人在貼上吩坦尼貼片30分鐘之後開始嘔吐，又過了約三小時後沉沉睡去，隔天上午被人發現陷入昏迷。雖然他幸運活了下來，但大腦損傷，最終醫院承認過失，必須支付4億韓圓的賠償金。

　　這個病人之所以陷入昏迷，是因為處方給了他過量的吩坦尼貼片。第一次使用吩坦尼貼片的患者必須使用低劑量貼片（每小時25微克），但醫師卻開了一般劑量的貼片（每小時50微克）給他。或許你會認為25微克（mcg）的差異很細微，但麻醉止痛劑的有效濃度高了兩倍，從用藥的角度來看是一種極危險的行為。吩坦尼就是這麼危險的物質。

莫斯科歌劇院挾持事件

　　鴉片是鎮靜劑沒錯，但如此危險的吩坦尼，是否也有可能被拿來當作武器使用？實際上這種情況的確大規模發生過。時間是 2002 年，40 多名車臣反抗軍要求政府承認車臣獨立，他們挾持了莫斯科歌劇院的 700 多位遊客作為人質，強逼俄羅斯政府進行協商。長達三天的協商遲遲沒有進展，最後在 10 月 26 日凌晨 5 點，俄羅斯反恐鎮壓小組潛入歌劇院，彷彿電影情節般噴灑著麻醉瓦斯開路，接著射殺了車臣反抗軍，持續三天的莫斯科挾持事件至此告終。問題是死的人實在太多了。總共有 140 人因此犧牲，大部分因麻醉瓦斯而死，其中多數都不是恐攻分子，只是無辜的人質罷了。據說當場死亡的人質就有 67 人，世上還有比這更計畫不周的鎮壓行動嗎？日後調查才發現麻醉瓦斯中含有吩坦尼成分，因而引起了軒然大波。

　　2002 年臭名遠播的吩坦尼沉寂了一段時日，卻在 2010 年又浮出水面，成了外交領域的熱門話題。合成吩坦尼本就非常簡單，這使得非法製造的吩坦尼開始在全世界最大的市場 —— 美國流通。過程中據信也牽涉到中國的非法工廠，除了在中國購入原料，送往美國或墨西哥生產、流通之外，直接於中國生產再運送至美國的情況也層出不窮。

　　尤其是從中國直接以國際包裹寄送的情況，為了寄到美國，就必須使用美國郵政系統，所以更為惡質。因為他們濫用了原本為公共利益建構的系統，而稽查也不是件容易的事。這些藥物交易的單位量原本就很少，照理連沾在信封上的一丁點白色粉末都

得查核才對，但以現實執行面來說非常困難。吩坦尼的致死量大約在2毫克（mg）上下，那麼少的量該怎麼分析呢？光是一包三合一咖啡的內容物就超過10公克了。雖然各位有空的話也可以拆開三合一咖啡，分成5000等份後裝進信封裡，再測試看看是否可能檢測得出來，但我不是很推薦這樣做。

　　吩坦尼問題更加凸顯了美、中之間的外交摩擦，美國前總統唐納‧約翰‧川普（Donald John Trump）發布的相關推特更引起了各界注意。難道21世紀的鴉片戰爭要開打了嗎？不過美國很難對此提出強烈譴責，因為中國也對毒品實施了嚴格的管控措施。實際上，中國政府在2019年破獲非法吩坦尼工廠，查扣11.9公斤的吩坦尼後，也對相關人士處以死刑或無期徒刑。至少中國並沒有欺瞞美國，因此美國也只能暗自焦心。而因為毒品受到最大損傷的國家，其實是因鴉片導致國力衰弱，甚至引發鴉片戰爭的中國前身 —— 清朝。

深入了解

甲基安非他命如何使人成癮？

　　多巴胺是能讓人心情好的物質。它是主要作用於大腦的神經傳導物質（neurotransmitter）。神經細胞在製造極少量的神經傳導物質後，會精打細算地重複使用這些物質。多巴胺會將訊號傳給下一個神經細胞，而這些訊號經連鎖反應後，最終能帶給人心情好的感覺。那假如把多巴胺製成藥丸吃下去會怎麼樣？心情會變好嗎？並不會。我們的身體有神祕的能力，會把外來的物質再次送出體外，即使是多巴胺也不例外。人體的酵素會發揮作用把多巴胺排出體外，而因為原本的構造不易排出，所以會轉換為方便排泄的構造再排出，這種過程就叫「代謝」（metabolism）。代謝和排泄這兩個過程對於研究藥物的人而言一直是很大的煩惱，而多巴胺也不例外會有這些問題。

　　刻意用湯匙舀一口多巴胺吃下肚，會發生什麼事呢？如果吃得多的話，除了在代謝和排泄過程中消耗掉之外，會不會有一部分多巴胺進入大腦呢？不會的。我們的大腦還有另一堵堅固的高牆，稱為「血腦障壁」（blood brain barrier, BBB）。它就像一層層緊密的網，雖然相較下脂溶性物質比較容易通過，但水溶性物質則很難通過。要是想讓水溶性物質通過，需要經過特別的途徑或消耗能量才能辦到。

　　多巴胺就沒辦法。如果是腦內的神經系統製造出極少量的多巴胺，以此發揮效用還沒問題，但要是想從外部乘著血流進入腦中，就必須得經過BBB，可是多巴胺是沒辦法通過BBB的。而雖然血液會循環，有機會再試一次，但這絕非易事。反覆經歷這些過程後，多巴

胺就會歷經代謝和排泄，最後被排出體外。也就是說，舀一口多巴胺吃下肚，也不會讓你心情變好，讓人深切體會到代謝、排泄和BBB設下的限制，反倒還可能因多巴胺而出現神經末梢副作用，引發嚴重的嘔吐。

那如果是比多巴胺更能抵抗代謝、排泄作用，又能好好通過BBB的物質呢？甲基安非他命其實就有這種特性。研究發現，跟多巴胺比起來，甲基安非他命的體內代謝相較下更為穩定。第一次被製造出來的時候，當時的人大概很難預想到會有這種情況。長井長義教授製造出甲基安非他命，將其當成興奮劑販售的1900年代初，科學界還在激烈爭論傳遞神經刺激的究竟是神經傳導物質等化學物質，或者是電訊號之類的東西。但無論如何，甲基安非他命就是很能抵抗代謝和排泄作用的物質，剛好歪打正著。

那麼甲基安非他命能順利通過BBB嗎？想通過BBB，就必須先確認該物質是脂溶性還是水溶性。不過，不必買來化合物質一一溶解確認，光看構造就能大致掌握。如果氧、氮氣或硫等元素的含量多，就表示水溶性較強。親水（H_2O）的物質水溶性較大。相對的，若碳元素多的話，就是易溶於油脂的脂溶性物質。當然，很難光憑這點就明白某化合物絕對可溶於油，或絕對溶於水。不過比較兩種結構相似的化合物，推測哪個更具脂溶性，的確是坐在書桌前辦得到的事。

觀察多巴胺和甲基安非他命的結構，首先會發現兩者長得非常相似。所以如果甲基安非他命進入腦內，想必也能發揮類似多巴胺的效果，讓人心情變好。不過真的進得去嗎？我們可以看出多巴胺有兩個氧原子、一個氮原子，而甲基安非他命只有一個氮而已。雖然不盡

多巴胺　　　　　　　　　甲基安非他命

多巴胺和甲基安非他命的結構

正確，但甲基安非他命相較下應該更偏脂溶性，更容易通過血腦障壁進入大腦。實際上，甲基安非他命的脂溶性是多巴胺的 100 倍，也顯示出它是非常具刺激性的物質。

　　如果吃下甲基安非他命，它會像食物一樣被身體吸收。經過肝臟的時候雖然會受代謝影響，但不知是幸或不幸，它的結構並不容易被代謝掉，於是就會隨著血液流經全身，進入腦中。雖然大腦裡已經有原本分泌的多巴胺在作用，但因為進來的甲基安非他命的量多到可以完全忽略原本的多巴胺，我們的身體便會急速變得興奮：心情變好、充滿活力、精神也來了。

　　但這種過程如果一直持續，我們的身體也會產生變化。若大腦判斷神經傳導物質過多，我們的神經細胞就會減少神經受體數量，稍微把開關關起來。這就是為什麼服用同樣的興奮劑，效果卻會隨著時間逐漸減少的原因。那如果在這情況下決定戒毒，不再服用甲基安非他命的話會怎麼樣？因為我們神經細胞的受體數量還很少，若突然沒有化合物進來，代價就是會感受到同樣程度的痛苦。這也是毒品成癮者只要試過一次，日後就算下定決心也很難戒毒的原因之一。

第 3 章

/

化學武器及解毒劑

沙漠風暴

「作戰開始了。雖說是沙漠，又有什麼不同呢？敵人都是一樣的。只要開槍比敵人多擊中一發就行了，我們一直都是這樣做的。雖然跟平常不一樣，有攝影機在拍是有點壓力，但只要贏不就好了嗎？要是像越戰那樣拖拖拉拉就完蛋了，一開始就得贏個徹底。只要現場轉播我們贏的樣子，那國民也就不會太擔心了。

我們的準備也很齊全。雖說伊拉克擁有阿拉伯最強的坦克部隊，但我們美國是世界最強的。我們還有坦克殺手 ── 阿帕契直升機。戰鬥開始的時候，阿帕契就會先替我們開路。然後我們趁隙進攻，殺他個措手不及就行了。

我們還有匿跡戰機。它長得很怪，但實力卻是有保證的。雖然只能悄悄潛進去之後，丟兩顆炸彈就回來，但想必敵人感受到的恐懼是難以言喻的。萬一直升機、坦克車和轟炸機都不行的話，還可以靠導彈來打。當初做巡弋飛彈的時候多辛苦啊，它在飛的時候可以偵測地形，連我們都覺得不可思議。為了辨識平坦

的沙漠地形，還特地選擇了會繞經山脈擊毀目標的路線。敵人逃
不了的。

　　伊拉克是也有飛彈沒錯，應該是飛毛腿飛彈吧，但那不過就
是飛彈而已。我們的可是能夠攔截飛彈的愛國者飛彈，配有整套
攔截系統。雖然缺點是需要大量發射才能成功在空中攔截，但我
們就死不了啊。為了提升攔截成功率，我們還找來數學家，完成
了最佳化的系統。『沙漠風暴行動』── 為了配得上這雄偉的名
字，我們做了萬全準備。在天氣變熱之前作個了結吧。他們的武
器沒什麼好怕的。」

化學武器

　　美軍怕的是伊拉克的化學武器。那是會悄悄降臨、置人於死
地後又消失無蹤的死亡毒氣。而且在1990年8月伊拉克入侵科
威特時，伊拉克擁有的化學武器跟第一次、第二次世界大戰的
氯氣（chlorine）或芥子毒氣（nitrogen mustard）比起來，是等
級完全不同的大規模殺傷性武器。伊拉克的毒氣被統稱為有機
磷（organophosphate）化合物，是一種不應該用在人類身上的物
質。它曾用來當成農藥消滅害蟲，但因為用作農藥也很危險，於
是受到嚴格管制。他們居然要把這種東西噴灑在人類身上？雙方
用槍交戰還算勉強合理，但無差別散布毒氣則是另一回事了。

　　然而伊拉克的薩達姆‧海珊（Saddam Hussein）卻在波
斯灣戰爭爆發前的1988年，於伊拉克與伊朗交界的哈拉布加
（Halabja）地區以毒氣屠殺了5000多名庫德（Kurd）族人。用

毒氣殺人除了危險之外，也是殘忍至極的舉動。毒氣是一種會無條件傷人的武器，沒有老弱婦孺之分，而海珊是一個只要見到不順心意，就可能將整個民族趕盡殺絕的人。這樣的人在戰爭中對美軍使用毒氣這件事，想必不是空穴來風。

美軍是有防毒面具，但那些物質光靠防毒面具無法完全隔絕。他們也有治療藥物，備有阿托品（atropine）等解毒劑，危急時可以使用。但一暴露在毒氣下之後應立刻注射阿托品，所以也會擔心無法順利及時注射。就算所有隊員都在時間內接受注射，暴露在毒氣下這件事本身也夠讓人擔心了。要是毒性殘留下來怎麼辦？

雖然是世界最強的美軍，但面對這樣的情況依然壓力沉重。當然在技術上，美軍的確也能製造出更殘忍的毒氣，但這場戰爭並不是由美國單獨發起，而是由聯合國的多國部隊介入的戰爭，所以作戰時必須符合聯合國的宗旨，不能使用毒氣先發制人。就算真的用了毒氣，的確可能殺死伊拉克軍人沒錯，但並不保證美軍就能活下來。

而他們最後找到的方法是預防性投藥。武俠小說裡也寫過不是嗎？絕世高手每日服毒，最後養成百毒不侵的身體，只要養成那種身體就沒問題了。當然不可能養出抵抗得了所有毒的身體，那是只有小說中才會發生的事。但如果在知道會使用何種毒的情況下，便還算值得一試。就在有機磷化合物問世將近30年的時候，終於出現了針對這種毒的解毒劑。

不過前面提到的阿托品本身也是一種非常強烈的毒。如果每

天注射負擔會過大，所以需要能像藥丸一樣服用的解毒劑。天天服用的話，萬一某天遇到真正的毒素，就能有足夠的耐受性。就像武林高手持續少量服毒一樣，美軍也是每天吃一點點解毒劑。然而，實際上正是美軍每日服用的解毒劑讓他們中了毒。

自律神經系統

我們的身體充滿了許多我們無法調節的器官。心臟肌肉、支氣管平滑肌、眼珠、排泄系統等等，有很多雖然是自己的身體，卻無法隨心所欲調節的組織，這些器官大部分都是靠自律神經系統調節。這也是為什麼不管我們在測謊機前有多想讓心跳聲變慢，在喜歡的人面前有多想把變紅的臉頰藏起來，都沒辦法做到。

自律神經系統分為交感神經和副交感神經。雖然名字有點難解，總之這兩種神經系統是相互牽制的。這兩個功能相反的神經系統有兩個共同特徵，其一是它們都透過神經傳導物質進行調節。當然神經傳導物質也是我們無法任意操控的。人沒有辦法光憑下定決心就從大腦分泌出大把大把的神經傳導物質。如果沒有從外部放入類似神經傳導物質的東西，想要調節自律神經系統幾乎不可能的。

第二個特徵，就是只要這兩者之中不管哪一個變得太過亢奮或過於沉寂，我們就會死。不管心臟跳得太快或跳得太慢都會死。支氣管變得太窄或過度擴張都會死。流了太多汗會脫水致死，流太少則會因體溫調節失敗而死。人類會因為各種理由死

去。為了阻止這些情況發生，交感神經和副交感神經必須時刻維持平衡才行。

伊拉克持有的化學武器是能使副交感神經過度亢奮的物質。吸入毒氣的瞬間，相關神經傳導物質的量會迅速暴增。這時原本應該由我們身體的交感神經抑制下來，但毒氣會神不知鬼不覺使副交感神經亢奮到超越身體能抑制的程度，人就會因此死去。

其實交感神經和副交感神經只要能調節好，就可以成為良藥。用來調節高血壓患者的心跳，或者擴張氣喘患者支氣管的物質，現在也可以在藥局透過處方籤取得，也有人因為開發出這種藥物得到諾貝爾獎。既然如此，一定也有針對這種毒氣的解毒劑。

前面提過的阿托品解毒劑就是其中最具代表性的物質之一。阿托品是更早以前就廣為人知的成分，來自一種名為顛茄（belladonna）的植物，人類從古早以前便開始使用它的萃取物。當時主要是美容用途，滴在眼珠上使瞳孔看起來有放大的感覺，可以當成那個時代的瞳孔放大片，據說埃及豔后就曾使用過。但使用過量會導致視野模糊長達兩、三天，如果長久使用甚至可能導致失明，是一種需要慎用的藥。而隨著這種物質在1831年被成功分離出單一成分，問題就變得更嚴重了。它成了一種可以殺人的毒藥。

當然，藥即是毒，毒即是藥，只是會隨著用量不同而有所變化。不管是什麼藥物，一旦人類過量用藥，都有可能立刻致死。阿托品也是如此，尤其阿托品是一種強效的副交感神經抑制劑，

針頭上只要有微量就足以致死。從前使用顛茄萃取物的時候還沒有這麼危險，但分離出單一成分後，以高濃度狀態來使用時，這種物質的黑暗面便浮出水面了。如前所述，副交感神經和交感神經在相互抵抗的同時，是需要達到平衡的，而阿托品可以打破這種平衡，一股腦去抑制副交感神經。因此使用的量一旦變多，便可能使人喪命。但就像毒與藥終究是一體兩面，如果拿這樣的阿托品（副交感神經抑制劑）來對付伊拉克的毒氣（副交感神經亢進劑），是否就得以相互中和呢？

美軍有很多阿托品。全世界到處都有很多。因為只要種出植物再萃取就行了。嫌麻煩的話，1900 年代初期也研究出了化學合成的方法。所以「先使用阿托品這種劇毒物質，就能抑制伊拉克的劇毒」的策略，在理論上是有可能的。實際上如果中了類似的毒，也會開出緊急處方使用阿托品治療。1996 年上映的電影《絕地任務》（*The Rock*）中就有這樣的情節，不僅好看還能當成上課的參考資料，真是一部令人感謝的電影。

但無論如何，用劇毒抑制劇毒實際上的確會造成很大的負擔。如果可以，我們盡量只想把它當成最後手段，用針筒注射進身體則是想到就膽顫心驚。沒有比注射更簡單的藥嗎？世界上這麼多的藥物學家，卻都只仰賴阿托品，沒有開發出任何其他的藥嗎？並非如此。還有能夠抵抗毒氣更簡單的方法。現在先讓我們回到前面提過的美軍失誤 —— 因使用解毒劑而中毒的事件。

波斯灣戰爭症候群

　　為了保護士兵、降低伊拉克毒氣的傷害，美國政府供應了預防藥物。它是一種稱為「溴化吡啶斯狄明」（pyridostigmine bromide）、能適度刺激副交感神經的物質。只要在危急的瞬間服用這種藥就沒問題了。所謂危急的瞬間，就是即將開戰前或發現敵人出現可疑行動的時候。不過，因為很難定義什麼時候才算危急，所以原則上是根據上級的指示在特定時期服用。要是因為覺得危險而頻繁服用，自然也很危險。總之這也是一種能使副交感神經亢奮的物質，表示它也有毒。只不過只要調整好每顆藥丸中的含量，就能適度抑制刺激的程度。

　　但就算由上級視情況指示，又能有多少把握呢？或許他們經歷過槍、大砲和各種戰術的相關訓練，但可沒有經歷過這種化學戰爭，所以和部下並沒有太大差別。只要敵人一有可疑的舉動，或部下有些許疑慮，上級就會下令士兵服下預防藥。之後的日常變成一天服用三次，而這種情況在美軍之間廣為通行。

　　伊拉克最後並沒有使用化學武器。但美軍已經自顧自定時服用解毒劑超過一個月了。就算由藥劑師叮囑恐怕都不會這麼準時服用，他們卻親自吃下了毒藥。雖然毒性較弱，但持續服用仍是一大負擔。因為戰爭短時間內就結束了，當時沒有引發太大的問題，但停戰後參戰的勇士卻為嚴重後遺症所苦，被稱為「波斯灣戰爭症候群」（gulf war syndrome）。

　　當時參戰的70萬美國軍人中，足足有三分之一的人都表示

自己罹患此症，由此可見波斯灣戰爭症候群的嚴重程度。參戰的
英國軍人也有許多人為同樣症狀所苦。參戰的軍人常會有許多戰
爭後遺症，參與越戰的韓國軍人曾在戰後出現落葉劑後遺症，也
有人因為戰爭的殘忍罹患創傷後壓力症候群（PTSD）。但參與
波斯灣戰爭軍人的狀況，和這種肉體上、精神上的後遺症起因不
同，所以特別有獨立的分類。

　　他們的症狀非常多樣，有頭痛、慢性疼痛、疲勞、消化道功
能障礙、皮膚起疹等身體症狀，還有憂鬱、集中力低下等精神症
狀。目前被認定導致波斯灣戰爭症候群最直接的原因，是藥物使
用不當。這個藥就是前面提到的毒氣預防藥 —— 溴化吡啶斯狄
明。雖然對毒氣的恐懼也是問題之一，但就這樣忽視藥品可能成
為毒藥這一點，代價也未免太大了。

　　溴化吡啶斯狄明原本是為治療重症肌無力所開發的藥。但諷
刺的是這種藥起源於另一種名叫毒扁豆鹼（physostigmine）的
猛藥。1800 年代中葉，歐洲探險家深入非洲內陸與原住民交流
時，經歷了所謂的「試煉審判」。在沒有現代監視器的時代，部
落成員間如果發生信用爭議，部落族長就會發給他們一種小小
黑黑的果實 —— 含有生物鹼（alkaloid）的毒扁豆（physostigma
venenosum）。而這種審判的概念是吃下毒扁豆之後還能活下來
的人，就是說真話的人。為了分析這樣的審判是否具有根據，人
們至今仍然用各種方式進行研究。但我個人認為，這是沒有足以
讓人信服的解釋、根據也很薄弱的審判。總之，觀察到這個景象
的歐洲探險家嚷嚷著這是神奇的測謊果實，他們把這種猛藥帶回

了母國。之後有科學家分離出主要成分，將其命名為「毒扁豆鹼」，也做了許多研究。

　　毒扁豆鹼有許多用途。首先從學術角度來看，人們在研究為什麼這種物質會被當成毒藥使用時，對自律神經系統的理解也逐漸加深。從英文名的相似程度可以推測，毒扁豆鹼（physostigmine）和溴化吡啶斯狄明（pyridostigmine bromide）的作用也非常相近。也就是說，它們都能讓副交感神經的神經傳導物質增加，使副交感神經變得亢奮。而因為毒扁豆鹼是相較下更容易操控的物質，實驗室裡也很愛用。對我這個試圖分離神經傳導物質的研究人員來說，那是很令人感激涕零的物質。因為雖然神經傳導物質是極微量的存在，且性質不穩定，很難進行分離，但只要使用毒扁豆鹼，就能以相對安定的方式增加神經傳導物質。英國藥理學家亨利‧戴爾（Henry Dale）利用毒扁豆鹼成功分離神經傳導物質，揭開了自律神經系統的祕密。他還在1936年獲得了諾貝爾獎。這個領域出了很多諾貝爾獎得主。

　　不過，對毒扁豆鹼有更深情感的人一定就屬那些推理小說家了。一根簡單的毒針就能殺人，站在需要設計情節的角度，想必是非常令人感謝的物質。最流行的永遠不會錯，當時的毒扁豆鹼就是最潮的選擇。阿嘉莎‧克莉絲蒂（Agatha Christie）等推理小說家常為了犯人的計謀讓此物質在小說中登場。不管是毒扁豆鹼還是溴化吡啶斯狄明，都一樣很危險。只不過因為現在能調節藥的用量，才能用於好的方面，但它們並不是能長期或頻繁服用的物質。

死亡公路

　　薩達姆‧海珊為什麼沒有用毒氣呢？雖然原因不得而知，但我個人認為還好他沒有用。雖然以道德層面而言本該如此，但為了他個人的命運也是。

　　伊拉克軍一個月內便在戰爭中節節敗退，於是迅速從科威特撤退回母國。但作戰中最辛苦的就是撤退了。戰隊在逃跑的瞬間會變成一盤散沙，那會立刻引發一場毫無慈悲可言的殲滅作戰。戰鬥總是如此。為了擊潰敵人的戰隊，軍人除了開槍，還會用大象打頭陣、會炸開江水，也會刻意打開戰利品。一開始直到戰隊瓦解之前，死傷者數字是差不多的。但只要戰隊開始瓦解的瞬間，就可視為戰鬥結束。因為要安全撤退，不出現死傷者實際上是不可能的。不過也有例外。《三國志》中就寫了北伐曹魏的蜀漢軍隊在諸葛亮死後幾乎毫髮無傷躲開了司馬懿並安全撤退。而現實中也有這種奇蹟。比方第二次世界大戰初期，撤退到敦克爾克的盟軍就曾躲開德軍監視，成功撤退至大海另一端的英國。當然這種例外不管在小說還是在現實中，都被歸類為奇蹟。

　　不過，伊拉克沒有發生奇蹟。他們根本管不了什麼戰隊不戰隊，只顧著一路奔逃，連忙將坦克轉向，整軍退返巴格達。但不管速度有多快，都比不上飛機的速度。緊追而來的美軍轟炸機和攻擊直升機對落荒而逃、無力抵抗的殘兵進行了一場無情的轟炸。這個事件又稱為「死亡公路」（highway of death），是個幾乎要威脅到伊拉克自身國土的時刻。

　　不過美國在這之後便停止了攻勢，推測主要有兩個原因。第

一是這場戰爭原本的名義是解放科威特，並非要打倒海珊政權或攻占伊拉克。美國只是多國籍部隊的成員之一，自然也得顧及師出有名這件事。而第二個因素也是美國的失策，就是這場死亡公路事件的影像都被 CNN 等媒體記錄下來，完整播送出去了。

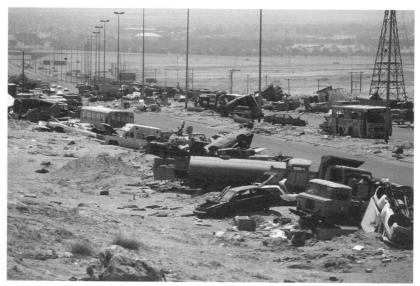

1991 年波斯灣戰爭後的死亡公路

　　美國原本是為了宣傳自身堅強的戰力，才找來許多媒體報導，但因為戰爭情勢太一面倒，輿論也開始出現變化。人們認為到了這個地步已經夠了。戰爭剛開打時還膽戰心驚地收看，但隨著逐漸了解，發現美軍幾乎沒有出現死傷者之後，心境自然會有所改變。其中對逃亡的敵人進行無差別轟炸、引發嚴重慘劇的死亡公路事件，就是引爆輿論的決定性一擊。人們批評這實在太殘忍了。但戰爭本就是如此開展的。一般都會打亂戰隊，敵人逃跑

時也必須冷血無情地殲滅他們。不過在那樣的場景被新聞轉播之後，不熟悉戰爭的美國人民也感到非常抗拒，畢竟新聞報導是連小孩都能看的節目。

　　我之所以認為海珊沒有使用毒氣是個聰明的選擇，正是因為如此。假如海珊在撤退之前選擇施放毒氣，美國國內的輿論或許就會傾向要處決使用如此殘忍的武器的海珊。至少在那個時刻沒有選擇把事情鬧大，而是撤退，以結果而言是個正確的決定。在那之後的12年，海珊都在伊拉克安穩生活。但光陰荏苒，儘管海珊選擇不施放毒氣，毒氣最終還是在毫不相干的地方被用上了。

用於恐攻與暗殺的化學武器

　　1993年3月20日星期一上午8點，東京的上班時間雖然彷彿戰爭一般，但並不是真正的戰爭。不過卻能看見幾個奇怪的人用雨傘戳著黑色塑膠袋。雖然覺得他們是一群怪人，但那也沒有很重要。接著四周忽然瀰漫著嗆人的煙霧，喉嚨和眼睛開始感到刺痛。地鐵裡很快就變成比戰場更加慘絕人寰的地獄。

　　奉麻原彰晃為教主的奧姆真理教教徒們，在上班時間的東京地鐵裡散布了毒氣。那是一種名叫沙林（sarin）的毒氣，跟伊拉克戰爭中未使用的毒氣性質相似，也是劇毒物質。沙林毒氣從前曾被開發為農藥，但現在已經不再使用。接到報案出動的警察在逮捕犯人的同時開始搶救中毒的受害者。

　　當時除了注射阿托品之外也使用了其他解毒劑，是一種稱為解磷定（pralidoxime, 2-PAM）的物質。翻遍了東京附近的所有

公司，才好不容易蒐集到足以解毒的量。奧姆真理教的人並不是散布毒氣的專業人士，只是從書上學來的，所以造成的傷害不算巨大，但這起慘烈的事件仍造成了十多人死亡、7000多人受傷。在這之後以麻原彰晃為首的大部分恐攻犯人被判處死刑，而後來死刑也有確實執行。他們使用了大規模殺傷性武器，以當時而言是幾乎沒有前例的恐怖攻擊事件，因此在全世界都被廣為報導。

恐怖分子一直在尋求更強大的武器，就算是毒氣也不例外。金正男遇刺事件就是一個很好的例子。金正男是北韓金正恩同父異母的哥哥，無法登上權位的他似乎也感受到了危機。君王為鞏固自身權力殺害自己手足、親信的例子，在歷史上層出不窮。金正男流亡海外時為了從馬來西亞入境澳門，曾前往吉隆坡機場，他站在報到櫃台時被兩名女性從後方襲擊，以手摩擦他的臉部，事件就這樣發生了。雖然金正男立刻感到不適，迅速去洗了臉，但一定是有什麼東西跑進眼睛了。不舒服的感覺逐漸變成嚴重刺痛，之後他被送往醫務室，但那種痛感是在機場無法處理的，於是在愈來愈巨大的痛楚下，金正男在送醫途中宣告不治。

這是較近期發生的事件，又與北韓有關，因此獲得了媒體的大肆報導。2017年2月，金正男在吉隆坡機場被有機磷化合物劇毒之一的VX神經毒劑毒害身亡。VX神經毒劑和我們目前介紹過的伊拉克化學武器、奧姆真理教的沙林毒氣是同系列的劇毒，然而殺傷力更強，可說是只在電影裡才能見到的物質。換言之，要是暴露在這種物質下，從藥理學角度來說會過度刺激副交感神

經，最終使人喪命。

　　但為什麼那兩位摸了金正男臉的女子會平安無事呢？雖然有許多種解釋，但最大的差別是那兩位女子是以手碰到劇毒物質，而金正男則是臉部直接接觸。我們的身體覆蓋著厚厚的皮膚，無論如何是一個受到皮膚保護的獨立空間，外面的物質很難進入這個空間。但人在睜開眼的瞬間，就失去了皮膚的保護，準備接受由外而來的物質。這也是為什麼我們常會覺得眼睛刺痛，也應該經常清洗眼部的理由之一。當然金正男清洗眼睛的速度也不亞於兩位女子出手的速度，但那已是超過致死量的 VX 神經毒劑透過眼睛進入他體內之後的事了。

　　根據報導，金正男某種程度上已經預想到自己會遭受這種形式的毒害。他死後隨身物品中被發現攜帶了毒氣的緊急解毒劑，也就是前面提過的阿托品。不過為時已晚，醫療團隊同樣也緊急注射了阿托品，但他最終還是命喪黃泉。

阿列克謝・納瓦尼中毒事件

　　恐怖分子一直在尋求更強大的武器，就算是 VX 神經毒劑也不例外。雖然 VX 神經毒劑已經是非常危險的劇毒，但人類依舊研究出了更強烈的毒藥。據逃亡海外的科學家表示，俄羅斯曾頻繁進行這類研究，而他們把這種毒藥稱為「諾維喬克」（novichok）。諾維喬克在 1980 年代開發出來，暗中被偷偷使用著。而諾維喬克在 2020 年引發了再次使世界變得紛紛擾擾的事件：俄羅斯的在野黨大老，同時也是弗拉迪米爾・普丁

（Vladimir Putin）政敵的阿列克謝・納瓦尼（Alexei Navalny）中毒事件。

納瓦尼預定在2020年8月20日搭乘俄羅斯的國內線班機由托木斯克（Tomsk）飛往莫斯科。雖然是國內線，但因為俄羅斯領土廣闊，仍然需要三小時左右，屬於相較長距離的航線。不過在飛機起飛的同時，納瓦尼便感到不適，開始嘔吐，接著很快便昏厥失去意識。那時飛機才剛離地十分鐘而已。因為飛機還要再過2小時50分才能著陸，所以這很明顯就是一場死亡飛行。

但無論如何，緊急狀況還是有需要依循的程序。機長先向乘客告知目前發生緊急狀況，然後急急忙忙在最近的鄂木斯克（Omsk）機場降落。接著便將納瓦尼交給待命的急診團隊。

失去意識的納瓦尼被緊急送往鄂木斯克的醫院，但那已經是在他昏迷的兩小時之後。他當時的症狀留有詳細的紀錄，簡單來說就是大量出汗且呼吸不穩，需要透過呼吸器才能維持呼吸。還有心跳過慢也是問題之一，而他的瞳孔也對光沒有反應，體溫只有攝氏34度。

這是典型自律神經紊亂時的症狀，嚴格來說是副交感神經過度活躍的狀態。他中毒了。他的家人聽聞消息連忙趕來，表示不能讓納瓦尼在俄羅斯中心的醫院接受治療，他們四處打聽德國醫療團隊。幸好有德國的醫療團隊願意接手，於是到那時都還仰賴呼吸器延續生命的納瓦尼終於被轉送至德國，開始接受治療。那是他昏迷的31小時之後。

最初使用的解毒劑是雙復磷（obidoxime），它跟前面提到

在東京地下鐵沙林毒氣事件中有很大貢獻的解毒劑 —— 解磷定是類似的物質。1995 年的日本和 2020 年的德國所使用的藥物都很類似。只不過納瓦尼有得到稍微更妥善的治療。首先經過血液檢查後發現使用雙復磷等農藥解毒劑意義不大，因此又使用了阿托品。他們持續觀察病人的病況，在十天內持續給予阿托品，最後納瓦尼的意識終於恢復了。隨著體溫上升，醫師便開了泰諾（Tylenol）等退燒藥，並追加麻醉止痛劑的處方，以減輕他的痛感。

在這之後納瓦尼迅速恢復了健康。納瓦尼知道自己中毒後保住了性命，於是同意授權將此事件的相關資訊以論文發表。站在德國醫療團隊的立場，自然很感謝納瓦尼同意公開醫療資訊，而納瓦尼對於救了自己的德國醫療團隊也非常感謝。不過，未來還是存在諾維喬克中毒的可能性，除了納瓦尼自己以外，其他人也可能受到諾維喬克的威脅，所以留下諾維喬克解毒劑的相關資訊是聰明的選擇。

2020 年 12 月 22 日，當人們還在新冠肺炎和聖誕節連假之間煩惱的時候，知名國際學術期刊《刺胳針》（Lancet）公開了標題為〈諾維喬克神經毒劑中毒〉（Novichok Nerve Agent Poisoning）的短論文。在這篇獲納瓦尼同意公開的論文中，詳細記錄了 44 歲的男性患者（納瓦尼）在當年 8 月因諾維喬克毒劑中毒後的症狀和治療過程。這種高階資訊對於在相關領域開課的我而言，也是彌足珍貴的資料。2022 年 6 月，目前的納瓦尼已經回到俄羅斯，正因各式嫌疑入獄當中。不過他一直到最近都在進

行反烏克蘭戰爭的相關運動。

持續不斷的戰爭

我想再提一下有關戰爭的事。雖然不知道美國是否想藉由波斯灣戰爭鞏固自身在中東的勢力，但礙於國際輿論，美國不得不在收復科威特之後便結束戰爭。安全回到伊拉克的海珊也若無其事繼續統治著這個國家。但在九一一恐怖攻擊事件後，情況便急轉直下。2003年3月，美軍為推翻海珊政權入侵伊拉克。開戰的名義是為了銷毀伊拉克的大規模殺傷性武器。時間點選在海珊於波斯灣戰爭中敗退的12年之後。

伊拉克軍擋不下早早計畫好潛入的美軍。美國變得更強，而伊拉克變得更弱了。入侵一個月後便燒毀巴格達皇宮的美軍，在那年的12月逮捕了躲在故鄉的海珊，將他送交戰犯法庭。海珊於2006年11月遭判處死刑，並在同年12月30日執行完畢。

但其實美國更急著要逮捕奧薩瑪‧賓‧拉登（Osama bin Laden）。他率領恐怖組織引發了九一一恐怖攻擊事件，使得2977位美國人因而犧牲。這個數字稍微高於1941年日本偷襲珍珠港的死亡人數——2403人。九一一事件原本有單一事件在一天內造成最多美國人死亡的紀錄，而後2020年因新冠肺炎疫情延燒，每天有超過3000人死亡，數字又再度更新了。

當時飛機衝撞大樓、建築應聲倒塌的場面留給人們驚愕與恐怖的感受。對事發時人正在小學和小學生互動的喬治‧布希（George W. Bush）總統而言，這個事件的發生比任何時候都更

加情節重大。究竟是誰膽敢攻擊美國？膽子真大啊。就連以北韓為首的全球所有流氓國家都還屏息看著美國臉色的時候，以阿富汗為根據地的蓋達組織宣布：九一一恐怖攻擊事件是他們所為。接下來的一個月後，美國便急急忙忙攻入了阿富汗。怒火中燒的美國想擊敗區區一個中亞小國阿富汗，這件事本身並不難。然而問題就從那時候開始：奧薩瑪・賓・拉登已經逃跑了。

雖然他是全世界最有名的恐怖分子，但也有許多勢力在幫助他。尤其和巴基斯坦接壤的地區因為政治、地理等因素難以進行大規模軍事作戰，而賓拉登的據點偏偏就在那裡。想要逮到他，勢必要仰賴當地民眾的協助。但想取得民心得花上好長一段時間，而布希總統任期已經所剩無幾，下一次總統大選就在2004年。

直到很久以後，才終於出現一些蛛絲馬跡。2011年，美軍在長久追捕賓拉登之後，終於在接壤巴基斯坦的地區成功鎖定了一個名為阿伯塔巴德（Abbottabad）的村落。不過搜索區域的範圍還是很廣，如果無法一口氣成功逮捕，很可能使賓拉登改變他的據點。為了確實逮捕賓拉登，就必須在短時間內速戰速決，那麼就得再縮小搜索範圍才行。而美國CIA在這種情況下成功取得賓拉登藏身處的地址，時間是那一年的4月。

5月2日凌晨1點，美軍特種部隊潛入賓拉登的藏身處，雖然是趕在他更換據點前才匆忙行動，但也算是完美完成任務。以高科技裝備徹底武裝的美軍特種部隊在交戰40分鐘後射殺了賓拉登。遠在地球另一端的白宮也透過特種部隊隊員額頭上的相機即

時連線，確認了此次作戰成功的消息。長達十年的追捕就這樣落
幕了。這次作戰的意義非常重大：一是找出九一一恐攻的主謀並
成功報仇，另一方面也提供一個絕佳的名義，讓駐軍陷入泥淖的
伊拉克及阿富汗的美軍得以撤軍。但賓拉登躲了整整十年的藏身
地，CIA 究竟是如何拿到具體地址的呢？

疫苗作戰

7月11日，美國射殺賓拉登的兩個月之後，英國知名日報
《衛報》（*The Guardian*）指出美國惡意利用了疫苗接種計畫。我
簡單統整了《衛報》的報導，內容如下。賓拉登所在的阿伯塔巴
德地區一定也住著賓拉登的孩子，而孩子必定需要接種疫苗。於
是只要能取得孩子的DNA資料，想必可以成功完成作戰。要是
能確認那些孩子的地址，事情就更容易了。當然，光靠DNA無
法斷定是否為特定人士，就像不能光靠指紋辨別面部一樣。但
幸運的是，美國保有賓拉登妹妹的DNA，她在2010年死於波士
頓，為美國情報局留下了珍貴的遺傳資料。

美國把護理師送去當地，為接種 B 型肝炎疫苗做好事先調
查。雖然不清楚實際是否有一一為小孩抽血檢驗，但美國利用長
期的疫苗接種計畫，將據點的範圍縮小到阿伯塔巴德近郊的富人
別墅區。而後美方透過衛星追蹤，仔細掌握奧薩瑪・賓・拉登的
動線之後，才訂出作戰日期。

但美國之所以可以將事情做到如此滴水不露，是因為有當地
醫師的協助。為當地人忙進忙出接種疫苗的護理師，不可能都是

美國人吧？絕對需要當地護理師的幫助。而護理師也很難將這種個人資料直接提供給美國，如果沒有當地保健單位的協助是不可能的。當時幫助美國的保健單位負責人是一位名叫沙基·艾法帝（Shakil Afridi）的醫師。他在賓拉登遭射殺後立刻被當地情報局逮捕，遭判處33年有期徒刑。儘管33年有期徒刑已經是讓人不知所措的重刑，但也有許多人對他是否可能服滿刑期抱懷疑態度。因為武裝組織塔利班認為艾法帝害死了賓拉登，於是誓言復仇，而艾法帝的律師同樣也遭殺害。至於艾法帝究竟為何做出這些舉動，則完全沒有相關的公開消息。

美國情報局立即否認了《衛報》的報導。而後美國前總統川普於2016年展開競選活動，宣稱如果他當選，會在兩分鐘之內釋放艾法帝。但正如各位所知，川普當選後並沒有實現這個誓約。之後美國前總統川普要求釋放艾法帝，並宣布在艾法帝被釋放前的33年之間，都會中斷美國對巴基斯坦每年100萬美元的援助。而各位也一樣很清楚，川普於2020年落選，所以同樣沒有遵守這個承諾。目前艾法帝獲得減刑至23年有期徒刑，現已經服刑將近十年。

至於確認賓拉登藏身處的過程中究竟有沒有利用疫苗，其實並無確切證據。雖然有心證，但僅此而已。而巴基斯坦人的想法則不一樣，他們的心證一直延續、轉化為對疫苗的抗拒。巴基斯坦當時和接壤的阿富汗，以及非洲的奈及利亞是全球小兒麻痺的最後疫區。小兒麻痺疫苗在1950年代開發出來，現在是全世界即將要消滅的疾病之一，不過因為仍未根除，保健單位尚未放鬆

警戒。

　為了將小兒麻痺病毒徹底從地球上消滅，過去全世界的保健單位都持續付出無數努力。從1930年代美國知名政治人物富蘭克林・羅斯福（Franklin Roosevelt）的全民募款運動，到1950年代的小兒麻痺疫苗開發、活性減毒疫苗及不活化疫苗之間的競爭與全國接種 —— 經過將近80年的努力，好不容易順利將疫區範圍縮減為地球上的部分地區。2011年，在原本認為不可能辦到的印度地區，也成功全面消滅了小兒麻痺病毒。但就在即將大功告成的那一年，傳出逮捕賓拉登一事與疫苗接種有關，這便讓巴基斯坦當地人民開始拒絕接種疫苗。而小兒麻痺患者在接下來的四、五年間呈現增加趨勢，令許多人喪氣不已。

　目前世界衛生組織已經將奈及利亞列為完全消滅小兒麻痺的國家。或許為了消滅其餘兩個國家 —— 巴基斯坦和阿富汗的小兒麻痺疫情，該是美國重新站出來的時候了。

深入了解

阿富汗，世界最大的鴉片產地

　　美軍入侵阿富汗的2001年，全球的鴉片市場意外面臨供給困難。原本應該收穫鴉片的阿富汗人民在兵荒馬亂下難以維持生計，產量因而減為前一年的約一成。阿富汗原本占全世界鴉片供給量的一半以上，所以全世界的鴉片供給也連帶創下大幅減少的新紀錄。九一一恐怖攻擊和美國與阿富汗之間的戰爭，意外使毒品成癮者面臨必須戒毒的狀況。

阿富汗年度鴉片耕地面積，1994-2017年

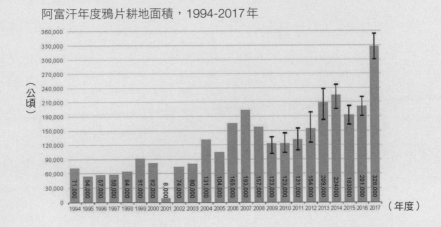

　　但後來他們不戒毒也沒關係了。隔年的2002年，彷彿什麼都沒發生一般，鴉片恢復了往年的產量，接著產量還逐年增加；到了2017年，鴉片耕作地已經超越2001年基準的40倍，氣勢萬鈞攀升到32萬公頃。戰爭一旦拉長，一切都會變得困難。對阿富汗人民而言，戰爭使他們販售農作物的管道受到阻礙，於是人民開始栽種容易

販售且收入可觀的罌粟，或許美國應該為此負責才對。

原本世上知名的鴉片產區是土耳其、印度和伊朗等國。這些國家生產的鴉片品質優良，經英國和法國等地販售到全世界。但第一次世界大戰爆發後，這些地區受戰事波及，狀況變得複雜許多。而韓國也在被殖民初期受日本禁止鴉片生產的影響，鴉片產量相對較低，但第一次世界大戰的餘波導致供給變得不穩定之後，鴉片價格隨之上漲，日本才開始提倡在其殖民的韓國土地上生產鴉片。不過第一次世界大戰結束後，鴉片生產重啟，價格也穩定下來，賣不出去的朝鮮鴉片便在朝鮮惹出了一連串麻煩。當時韓國流行「莫魯西內」（morphine）或「注射屋」等語詞，都是和鴉片或嗎啡相關的字。儘管在這之後可以停止生產，但隨著太平洋戰爭延燒，嗎啡的需求不減反增，日本便增加了在朝鮮的鴉片產量。累積了大量庫存之後，他們在1945年被趕回自己的母國。疲於奔命的日本人帶不走所有的鴉片和嗎啡，留下豐盛的庫存給韓國人和美軍共享吸食。真是令人不滿。

世界的趨勢也改變了。現在主要有兩個鴉片重鎮，第一個是被稱為「金三角」（golden triangle）的緬甸、寮國、泰國等東南亞地區。這裡原本就是知名的鴉片產地，再加上中國共產黨的反毒禁令，讓原本中國內部的專家移來此處生產興奮劑等麻醉類精神科藥物，此區因而更加惡名昭彰。現在除了阿富汗之外，產量最高的也是這個地區。2017年上映的電影《金牌特務：機密對決》（The King's Man）的副標是「黃金圈」（golden circle），這部電影裡的反派罌粟‧亞當斯（Poppy Adams）就是在柬埔寨生產罌粟，以地點來看這個設定是有根據的。第二個區域是前面提過的阿富汗，這裡甚至和巴基斯

坦被合稱為「金新月地區」(golden crescent)，是頗有歷史的毒品產區。

　　全世界到底總共生產了多少鴉片？因為大部分途徑都是非法交易，很難找到相關資料，但根據韓國法務部公布的《毒品犯罪白皮書》(마약류범죄백서)，2020 年全世界的鴉片產量足足有 7410 公噸。而同一份資料顯示海洛因在 2019 年的基準則是 96 公噸，但也必須考慮到這裡的海洛因數值並不是產量，而是遭舉報的數量。

　　關於嗎啡的產量，美國知名化學期刊在 2015 年有一些統計。這篇論文中提到一年的嗎啡消費量為 440 公噸。但重要的是，這同樣是指在合法管道下的銷售量就有 440 公噸。希望各位考慮到毒品的特性是有更多的量會經由非法管道來販賣，在此基礎上進行判斷。好像寫得太多了。

第二部 | 終結戰爭——
尋找答案的人們

第 4 章

/

維他命戰爭

占領 203 高地

　　1904 年 12 月 5 日，兒玉源太郎大將沒有時間再煩惱了。他們已經包圍旅順港整整四個月，但成果微乎其微。反觀在俄軍準備的最新型馬克沁機槍和大砲下高喊著「萬歲！」突圍的日本士兵，已經有超過 3 萬人犧牲。而前任大將乃木希典為了替魯莽的突圍負責而退居二線，那件事距離此刻還不到一個月。不能再像現在這樣光靠傳統戰術攻克現代武器了，所以他們才會遠從日本本土帶來 280mm 榴彈炮，計畫奪回 203 高地；為此日軍做足了萬全準備。自從幾天前戰鬥已經重啟，他們正在前進當中。只要占領了 203 高地，就能一眼盡收旅順港，也可以輕鬆占據旅順，不必擔心逆襲就將俄國逼入絕境。只要贏了日俄戰爭，不僅可以獨占對朝鮮的支配權，還能宰制東北亞，甚至整個亞洲。此時此刻正是起點 —— 占領 203 高地。

　　但令人煩惱的是，士兵們傷的傷，病的病。一開始誰知道這場攻防會持續這麼久呢？十年前由清朝鎮守的旅順港僅在一天之

內就被「萬歲突擊」給占領。雖然在「三國干涉還遼」中無力將
其讓給了俄國，但就算是俄國守著，又會有什麼不一樣？不過是
個曾經占領過的要塞，花一個月就夠打下來了吧？但一個月、兩
個月、四個月都過了，日本仍然無法攻下。在這期間士兵也變得
士氣低落。機關槍當前吶喊突擊的戰術，現在士兵也會感到抗拒
了吧。但或許因為戰爭延長的關係，士兵們開始喊痛了。那不是
裝病。他們雙腿發抖，接著一病不起，最後痛得呼天搶地、無法
呼吸而死的士兵不計其數。這是腳氣病。明明海軍已經解決了腳
氣病的問題，但不知為何陸軍中卻持續出現病人。死於腳氣病的
軍人數量多到幾乎不亞於機關槍下的陣亡人數。再加上那些因腳
氣病而無法站上戰場的士兵，受害情況可謂更加慘重。那麼沒有
腳氣病的話，不就能更快占領旅順港嗎？總之現在日軍也到了極
限。再拖下去腳氣病可能會和嚴寒一起使日軍全軍覆沒也說不
定。講到寒冷，俄羅斯更耐寒。戰爭開打啦。

　　羅曼・康德拉琴科（Roman Kondratenko）少將頭很痛。那
些日軍好像終於開始害怕機關槍了。日軍的突擊從8月起就單調
而重複得讓人訝異。只要善用機關槍和大砲，俄方就能擊退光是
突擊而毫無防備的日軍。他們也已經決定從秋天開始就要加強
203高地的守備。但幾天以前日軍的突擊開始配合著大砲射擊，
接二連三的炮擊掀起了地面，搞不好203高地此刻已經不是海拔
203公尺了。我們配有大砲和機關槍的戰壕正在崩塌，已經沒有
餘力再守住203高地了。還撐得下去嗎？要是西伯利亞大鐵路早
點完工該有多好？美國的橫貫鐵路都已經完工了，我們的皇室究

竟在做什麼？波羅的海艦隊已經出發好一陣子了，為什麼到現在都還沒到呢？要是走蘇伊士運河應該早就到了，英國為什麼那時候說要施工，剛好就禁止通行呢？如果現在來的話，至少可以出動停在港口的太平洋艦隊，在西海一前一後包夾日本海軍，再予以擊破，也可以終結這又長又悶的旅順港封鎖，我方撐得到那個時候嗎？

但士兵們病了。被孤立了十個月，食物囤得很夠。士兵們也湊合著吃，但隨著封鎖拉得比想像中更長，食物的配給量也愈來愈少。不過還不到會餓死的程度。這就是壞血病。士兵的牙齦出血、結締組織變弱，光是躺著就病得奄奄一息。據說英國已經解決了這種病，為什麼我們還要為這種病受苦呢？實在沒有自信帶著一群生病的士兵抵擋日軍愈來愈執拗的攻勢。幸好日軍也病了。從各種管道打聽敵軍的動向，對方似乎是腳氣病的樣子。既然是那種得了以後就沒藥醫的病，再撐一下他們就會因為腳氣病自動潰散吧？就撐到那個時候吧。

日俄戰爭的分水嶺

1904年開始的日俄戰爭，在世界史上也具有重大的意義。因為它展現了用傳統戰術面對靠戰壕和機關槍徹底武裝的先鋒部隊，會遭受多大的打擊。那可說是十年後爆發的第一次世界大戰的戰略教科書。又因為是兩個強國在非本國領土的地方展開全面戰，所以赤裸裸揭開了帝國主義的真面目。甚至連美國總統西奧多‧羅斯福（Theodore Roosevelt）都以調解日俄戰爭之功獲得

1906年的諾貝爾和平獎，就表示這場戰爭也對其他國家有著深遠的影響。

雖然戰爭是足以左右世界的巨大變數，但左右戰爭的通常都是很小的變數。日俄戰爭中也可以看到這種情形，亦即為腳氣病所苦的日軍，和為壞血病所苦的俄軍。如果兩個國家在備戰的時候也準備了這些疾病的相應對策，事態會如何演變呢？假如這兩種病都是不治之症，那麼的確很難在初期備好對策，但問題是壞血病的治療方法早在1700年代後半葉就廣為人知，而世界上第一個為腳氣病找出治療法的團體，還正好就是日本海軍。不過因為日本海軍與陸軍之間的不和，導致海軍沒有將相關知識傳授給陸軍，讓日本陸軍承受了無妄之災。根據估算，日俄戰爭中的日軍死亡人數約有8萬4000人，其中因腳氣病喪命的人數在2萬7000人上下。為了打贏日俄戰爭，日本軍方動員了包含預備軍力中大約100萬人的軍隊，其中有25萬人罹患腳氣病，有8萬人遭遣返日本。在這種情況下，要計畫好作戰本身就是很荒謬的事，日軍如果可以更有系統地做好準備，日俄戰爭應該會更快結束才對。

其實日本已經算為日俄戰爭做了有系統的準備。當年為了進出大陸，日本將國內生產總值的40％投入了國防預算。目前還是分裂國家的韓國，國防費用以2021年為基準僅占了國內生產總值的2.6％，由此可知日本當時在軍國主義行動中傾盡了全國之力。而日本為了將軍隊送上滿洲的草原，做了各式各樣的準備。人在初次到訪的區域容易發生腹瀉，他們甚至為此自行開發

了止瀉劑，日後為了紀念日俄戰爭勝利，將這種藥命名為「征露丸」。雖然現在販售時已將漢字改為「正露丸」，但其實此藥對韓國人而言也是背負著慘痛歷史的藥。

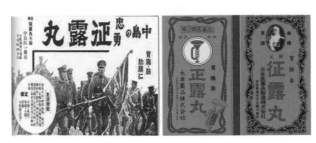

日俄戰爭後的征露丸報導，征露丸前面還加了「忠勇」二字，用來形容忠誠而勇敢的軍人

　　日本不僅攢夠了錢，也創立了現代海軍，還強化武器、研發藥物，為進軍預先做足了準備。但再怎麼準備，也是第一次出戰海外，怎麼可能萬無一失呢？腳氣病讓日本深陷危機，原本做的這些準備差一點就要化為泡沫。而俄國軍隊的壞血病事件是日本起死回生的關鍵。

　　但這場腳氣病與壞血病之間的對決，其實是從香料開始的。

香料為何如此昂貴

　　大航海時代是由克里斯多福・哥倫布（Christopher Columbus）發現新大陸（1492年）和瓦斯科・達伽馬（Vasco da Gama）開拓印度航路（1498年）共同開啟的。對於過去經陸路從中國等地輸入香料的威尼斯商人而言，那是受到威脅的開端。他們可是獨占了400年的香料貿易哪。雖然他們組織了航海船

隊，派遣使團造訪印度當地，要求印度中斷與葡萄牙的貿易，在外交上做出不少努力，但依然無法阻擋時代的洪流。1522年，斐迪南・麥哲倫（Ferdinand Magellan）的艦隊在花了三年時間完成環遊世界一周的同時，也帶著26公噸的香料回到西班牙塞維亞。此事件也讓威尼斯確認了他們的擔憂其來有自。

但香料為什麼會貴昂呢？其實並不只有香料貴而已。中世紀國王或貴族會將砂糖堆成小城堡或高塔的樣子，用來裝飾宴會場所，炫耀自身財富。香菸也是獻給王室的禮物，而鹽（salt）的貴重程度甚至讓它成為薪水（salary）一詞的語源。在生產力不足以供應大眾需求的社會中，重要的貨物自然只能貴重。那麼改變一下我們的問題 —— 為什麼香料會是重要的貨物？

理由有三個。第一，羅馬帝國全盛期以後，歐洲氣溫穩定地逐年上升。因為沒有上下水道設施，糞便都堆積在街上，使食物保存變得困難，經常腐壞。造訪過巴黎的地下鐵或巷弄的人，可能會被那美麗城市四處瀰漫的氣味給嚇一大跳。香料就像這樣，在掩蓋惡臭的層面上是眾所需要的。第二，香料也在食材中占有重要的地位。關於如何使用貴重的辛香料，當時宮中流傳的料理法中有相對仔細的紀錄。不過，還有更重要的第三個理由。正是鼠疫。

如同前面提過的，鼠疫是由鼠疫桿菌引起的傳染病，一般是透過飛沫傳染或鼠蚤、老鼠等生物感染後傳染。中世紀時人們懷疑老鼠有問題，因此部分香料的用途便是用來驅趕老鼠。當然成效不彰，也沒有持久的效果。但對於當時的人而言，香料是否能

確實阻擋鼠疫並不重要。而香料的價格的確隨著這樣的傳聞水漲
船高，這才是最重要的。陋巷裡的貧困青年不想放棄一夜暴富的
機會，有錢的資本家則想要賺更多的錢。曾經有個時期只要前往
原產地，就能用一個羅盤換到一個拳頭量的肉豆蔻（nutmeg）。
可以送給原住民的羅盤還有很多，萬一不管用的話也可以乾脆征
服那個島嶼，利用原住民耕作就行了。

　　關於香料的交易金額，留下了非常龐大的資料，因為當時
交易的主體還是以物易物。當然從現在的觀點很難正確換算其
價值，但透過部分文獻，某種程度上還是可以推斷出來。1393
年，1磅（454公克）的肉豆蔻在德國可以買七條黃牛。北歐的
娜慕爾王妃（Blanche of Namur）1363年的財產目錄上甚至包含
了750公克的丁香，可見香料的價值之高。香料當時是在王室之
間相互贈送的禮品。雖然時代不同，但在408年，西哥德人包圍
羅馬帝國展開協商之時，他們要求的物品是胡椒3000磅、黃金
5000磅，和白銀3萬磅。當時的香料價格依時代及地區不同出現
過大幅波動，但無論如何香料是相當昂貴的東西，這點從它可以
成為交易的基準就能推測出來。

　　金錢所在的地方必然會出現紛爭。隨著香料貿易愈發興盛，
歐洲國家之間的對立也日漸激化。部分國家為了輸入香料，動用
政府層級組織的船隊，有些國家則為了襲擊進口香料的船隊，在
背後為海盜提供支援。原本搶得先機的西班牙和葡萄牙不知不覺
花光了老本，在競爭中逐漸處於劣勢，而身為後起之秀的英國
和荷蘭則開始爭奪主導權。歷史上也將英國和荷蘭在1652年到

1674年間的三次戰爭，稱為「香料戰爭」。

香料戰爭

　　首先站在英國的立場了解一下。英國非常看不慣荷蘭。荷蘭在1567年宣布從西班牙獨立時還是個讓人毫不在意的小國。而這個荷蘭在一年之後模仿英國東印度公司，成立了荷蘭東印度公司，那時英國也沒有非常在意。他們又沒有錢，要拿什麼造船、培育船員呢？還有荷蘭的水深不夠，也沒辦法建造大船，而小船是沒辦法渡海的。

　　如此被小看的荷蘭東印度公司，卻成功吸引了猶太人的投資。他們甚至棋高一著，靠收取投資金、分配利潤的股份有限公司這種聽都沒聽過的方式，壯大自己的資本。於是他們集到了超過英國東印度公司資本十倍的資金，成為英國無法忽視的競爭對手。有那麼多錢的話，就算是小船也能建得非常牢固吧。

　　果不其然，跟英國的大船比起來，荷蘭的快速小船能夠更加迅速地往來東南亞。原以為小船去不了，但他們用技術和航海實力補足了缺陷。從某一刻起，他們不知不覺成為全世界最厲害的公司，只要提到東印度公司，就連村裡的小孩也會先想到荷蘭的那一個。

　　但英國擁有海軍。他們有荷蘭的快速小船無法望其項背的強大軍艦，還曾在1588年大敗過西班牙艦隊。荷蘭一開始之所以能夠獨立的關鍵，不也是因為英國擊垮了西班牙的無敵艦隊嗎？真是愈想愈惱人，令人嫉妒不已。

　　當然海軍很難光明正大地進行貿易，因為軍隊是打仗的團
體，而不是賺錢的團體。不過只要有堅強的國防實力，自然也會
對貿易產生影響。英國可以透過公布航海條例施壓，要求人們向
英國納稅或雇用英國籍的船員。雖然不知道荷蘭會不會聽話，但
沒關係，面對荷蘭的壯大，英國不能再坐以待斃了。

　　那麼現在站在荷蘭的立場看看。荷蘭也討厭英國。一開始英
國艦隊之所以擊敗西班牙艦隊，是為了他們自己的目的。不曉得
為什麼現在要來邀功，真是讓人無言。再加上那都是60年前的
事了，在那之後荷蘭不也參加了「30年戰爭」，上戰場一起流過
血了嗎？荷蘭的獨立已經不欠英國任何人情了。現在已經是荷蘭
獨立獲得認可、想要好好拚一場而集資努力的第二年了，不能這
樣任人擺布。

　　尤其是英國頒布的航海條例，簡直讓人無法接受。他們算什
麼東西，要別國的船做這做那的？他們以為多佛海峽是他們的
嗎？讓人忍無可忍。或許英國的航海條例不需要荷蘭的認同吧。
1650年，戰爭的時機成熟了。

　　為了爭奪大航海時代的霸權，兩國不得不互相爭鬥。擁有強
大海軍的英國和海上貿易發達的荷蘭在東南亞等殖民地上頻頻交
戰，最終演變為在國家層級正式宣布的全面戰爭。荷蘭以小而快
速的戰艦為主組成船隊，雖然不是最適合戰鬥的組合，但也不是
體積大就能贏對吧？荷蘭的航海技術相較於英更占上風，也有好
幾位海戰指揮官。在號令商船的同時，他們也有和海盜持續交戰
的經驗，那是最可靠的部分。

　　當然英國擁有傳統的水軍、火力強大的大砲，還有最適合深水環境的巨大戰艦，因此絲毫不認為自己有輸的可能。他們可是連無敵艦隊都打敗過的海軍。要在海上戰鬥的話，應該會在多佛海峽，再怎麼說都是距離較近的英國海軍享有地理上的優勢。

　　戰爭在20年間延續了三次，尤其是1665年爆發的第二次英荷戰爭，連法國都加入戰局，在海洋和陸地上持續激戰了三年。長久纏鬥之下，英國其實是更受打擊的一方。荷蘭甚至攻入了泰晤士河口，成功壓制住英國，將戰爭引向有利於荷蘭的情勢。1667年，荷蘭在自家領土布雷達（Breda）簽訂條約，結束這次戰爭。

　　1667年7月31日締結的《布雷達條約》，是針對三年間的戰爭與殖民地的協議條約。最有名的條例是第2條，內容記載英國將保有新大陸的新阿姆斯特丹，荷蘭則保有南美大陸的蘇利南地區。

　　當時英國攻打了荷蘭開拓的新阿姆斯特丹，強行占據該地。而《布雷達條約》是在國際上正式認證這件事的條約。在這之後新阿姆斯特丹改名為新約克（紐約），日後搖身一變成為國際大都市的事，我們都很清楚。蘇利南地區則用來交換新阿姆斯特丹，由荷蘭獲得此地。

　　那麼比第2條還更重要的第1條是什麼呢？正是讓英國領土維持現狀的內容。站在荷蘭的角度，這一條的意義是為了擋下英國日漸偏激的攻勢，並守住東南亞的香料產地。荷蘭不惜讓出新阿姆斯特丹也要守護的地方是現在印尼近海的班達群島（Banda

Islands）。從現代的角度看，用紐約交換東南亞的小島或南美的一個地區是難以想像的。但當時戰爭實際的贏家荷蘭卻做出這樣的選擇，一切都是因為香料的緣故。

香料貿易與壞血病

　　由印尼諸多小島組成的班達群島是公認培育肉豆蔻的產地。當時在歐洲名滿一時的香料之中，肉豆蔻可說是最享有盛名的香料。只要擁有一小把香料，就能保證一輩子衣食無虞，而肉豆蔻又是其中最有價值的，對其原產地眼紅的人自然也是多不勝數。

　　英荷戰爭時，在班達群島行使支配權的是荷蘭人。所以對於不惜與荷蘭開戰的英國而言，班達群島是他們最渴望擁有的地方。荷蘭於1624年開拓的新阿姆斯特丹，要當成新大陸的新據點也是非常有前途的地區，但當時可以使一國的貿易經濟脫胎換骨的龍頭股，則是班達群島。班達群島是贏得戰爭的一方才能得到的地方。輸家則用其他土地自我安慰即可。而那些島原本的主人 —— 原住民則在這些過程中被完全排除在外。這一切都是香料比金子、比花季的鬱金香、比勢頭正盛的比特幣還要來得昂貴的緣故。

　　就像為了尋找金礦橫越大陸、栽培鬱金香，還有挖比特幣那樣，人們也為了香料航向大海。但能夠衣錦還鄉回到母國的船員，甚至不到出航時的20％。瓦斯科·達伽馬開拓印度航線返國時的倖存人數只有55人，是一開始的三分之一，而花了三年繞世界一周的麥哲倫探險隊，更是在265人中只有18人生還。其

中有遭到巨浪襲擊，或是海盜頻繁出沒，以及和當地原住民發生糾紛等各種原因，但最關鍵的因素依舊是壞血病。

　　當時探險隊的糧食只有少許醃肉和硬得像石頭的麵餅，以及用乾燥豆子煮成的湯。就算在路途中的中途停靠站稍加補給也一樣。因為不知道什麼時候才會抵達中途停靠站，本就不足的糧食還是得省著吃才行。別忘了，當時能夠長距離航行的都是仰賴海風的帆船，不是靠引擎或船槳。雖然偶爾可以喝到用豆子煮的湯，但為了吃下腐壞的食物，這些東西都經過多次燉煮，所以基本上是一個難以補充營養的環境。如此貧乏的飲食規畫使得健康的船員都紛紛倒下，他們大多都是得了壞血病。

　　壞血病是人體組織衰弱後發生的疾病，具體來說是膠原蛋白（collagen）不足所引起的。膠原蛋白是我們身體含量最豐富的一種蛋白質，我們體內的結締組織全都含有滿滿的膠原蛋白。隨著船員的牙齦逐漸衰弱，他們愈來愈咬不動堅硬的麵餅，當然因為麵餅更多時候是含在嘴裡慢慢吃的，所以仍然可以進食，但到了牙齦徹底壞死、牙齒掉下來的時候就很難撐下去了。我們身體最敏感的組織壞死之後，一般的肌肉也會開始分解，接著會出現無力的症狀，然後便會為頻繁的痛感所苦。而免疫力低落的病人最後則會死於平時能夠輕易抵抗的各種傳染病。

　　雖然他們想要一夜致富，但既然必須承擔如此巨大的風險，想必不會是很容易的選擇。再加上當時的船上生活本就艱苦，一睡醒就得擺弄船帆，或者和突然現身的海盜團展開戰鬥等等，船員的生活很多時候甚至比住進看守所還糟糕。自古以來天下就沒

有白吃的午餐。

戰勝壞血病

　　人類持續尋求著壞血病的解方，之後終於發現壞血病患者在中途停靠站吃到新鮮蔬菜後，病情就能好轉。有人也因此恢復，於是大家便將這些經驗口耳相傳。因為是沒有社群媒體的年代，所以各種要領訣竅的傳播速度很慢，但船隊的某個人聽到有好事，就會將故事傳給周圍的船員。1617年，在東印度公司擔任軍醫的約翰・伍德爾（John Woodall）以各式各樣直接、間接的經驗為基礎寫成《外科醫生的夥伴》（*Surgeon's Mate*）一書，這本書裡記錄了大航海時代船員健康相關的各種經驗，也提到只要食用新鮮的萊姆或檸檬，就能治療壞血病。至少當時的人透過經驗找到了答案。

　　但從經驗得到的資訊並不等於有科學實證。個人經驗要經過嚴謹的驗證程序才能發展為科學。而為了嚴謹的驗證，就需要「設計實驗組和對照組」和「反覆實驗」，其中「設計實驗組和對照組」的程序便是英國海軍的軍醫詹姆斯・林德（James Lind）所建立的。而這是距離伍德爾著作出版130年之後的1747年才發生的。儘管當時林德只有31歲，卻已經是個船組員經驗長達8年的老鳥軍醫。為了擋下讓每次出航都非常艱辛的壞血病，他開始想確認流傳已久的各種傳聞。他在自己的船上選了12位船員，兩人一組，共分六組，每一組提供不一樣的點心，結果只有提供新鮮柳橙和檸檬的兩人沒有得到壞血病。而向其他壞血

病患者供應新鮮的柳橙和檸檬之後，他們的壞血病就痊癒了。壞血病曾是全世界最令人頭痛的疾病之一，而他利用科學的臨床實驗找出了治療的方法。

但英國海軍部並不相信這僅憑12人完成的小型臨床實驗結果。林德的名聲不高看來也有一些影響。而嚴謹的驗證還差另一個條件，也就是「反覆實驗」，這件事則花了後續40年的時間才達成。其中也有發現澳洲大陸的詹姆士・庫克（James Cook）等偉人的努力。1795年，英國海軍部正式在海軍士兵的餐點中加入新鮮水果，認可了林德的實驗結果。

進入1930年代之後，軍醫的努力便由民間的科學家繼續接手。甜椒等各式動植物中陸續分離出能醫治壞血病的魔法物質，而其結構也很快公諸於世。曾經連名字都沒有的這種珍貴物質被命名為「抗壞血酸」（ascorbic acid），意即能夠抵抗壞血病的酸。接著它被納入當時流行的維他命，便被稱為「維他命C」。

1934年，在發現這種化合物結構的一年之後，又有了另一個技術上的進步，那就是開發出利用砂糖進行簡單化學反應產出維他命C的方法。這個方法是化學家塔德烏什・賴希施泰（Tadeus Reichstein）所開發的，從現在的角度看也是個了不起的工程。此方法是將砂糖以酵素處理後，在五個步驟內便能製出維他命C；100公克的砂糖能轉換成40公克的維他命C，非常高效。他的技術很快便移轉至羅氏製藥公司（Roche），而大眾也能以低廉的價格買到羅氏的維他命C。

現在的人航海不必再為了預防壞血病而囤積一箱新鮮的水

果，只要在藥局買一瓶便宜的維他命C，裝在包包裡再登船就行了。壞血病就這樣被人類征服了。而這些成果讓研究維他命C的學者在1937年榮獲了諾貝爾化學獎及諾貝爾生理醫學獎，正好表示維他命C被認可為學界的主流。

在這之後維他命C作為抗氧化劑的原理，以及它在膠原蛋白合成中作用的機轉等也陸續被揭露。軍醫為了拯救士兵付出的努力，經過漫長的時光終於結出了果實，而接下接力棒的科學家也為其畫上完美句點，是具有歷史性的瞬間。不過軍醫研究的並不只有壞血病。荷蘭和日本的軍醫在地球的兩端，渾然不覺彼此的存在，但他們當時正以不同的方式研究著同一種疾病。

戰勝腳氣病

韓國人從小就聽過「腳氣病」這個病名，也在教科書上學到這個病是因為維他命B不足而引起的，這是最適合放在考試題型第2題的疾病了。但實際經歷過腳氣病的人，包含醫療相關的從業人員，其實並沒有那麼多。想說它是近年才改善的疾病嗎？但其實並不是，它本來就不是韓國常見的疾病。腳氣病之所以會被列入韓國人的教科書，只有一個原因。因為這曾經是一個在日本頻繁發生的疾病。比起歐洲，腳氣病是在亞洲更常見的疾病。

荷蘭軍醫克里斯蒂安・艾克曼（Christiaan Eijkman）原本只是要在爪哇島的醫學研究所短暫工作，但卻因為前同事乍然離去，頓時只好在爪哇島安定下來。這種情況即使想放棄也不奇怪，但他意外從1888年到1896年的八年之間都在那裡認真工

作，成功找出前人沒有解開的腳氣病病因。他仔細檢視雞吃的飼料，從中發現精製白米的過程中少掉的營養素有多麼重要。他為腳氣病患者提供糙米，並發現這樣可以改善腳氣病後向學界提出報告，於是歐洲本土的生物化學家們便發現胚芽中有和腳氣病相關的因子，1911 年將其命名為「硫胺素」（thiamine）。而後這種物質被命名為維他命 B_1，艾克曼則在 1929 年獲頒諾貝爾獎。這是距離他在 1896 年發表結果的 33 年之後，也是他死前一年所發生的事。但在相近的時期，日本海軍則以獨有的方法找到了腳氣病的解答，而且還透過相關研究開發出腳氣病的治療劑。

日本解除長達 250 年的鎖國，為美國的艦隊司令馬修‧C.培里（Matthew C. Perry）打開了港口。眼見同時代的清廷和東南亞遭到歐洲列強蹂躪，日本的領導階層便明白日本需要海軍，因為敲開亞洲大門的正是海軍。停泊在東京外海的美國艦隊仍然是個恐怖的存在。

雖然原本日本並不是沒有海軍，但因為長久以來的鎖國政策，導致當時日本海軍呈現有名無實的狀態。為了解除這個情況，就必須培養海軍。不是重建，而是創造。日本為此將許多有志青年送往歐洲留學，再讓他們返回日本。

高木兼寬就是這樣一個在英國留學後回國服務的海軍軍醫。前往英國留學，以當時日本海軍留學生而言是非常明智的選擇。同樣都是島國，但英國和日本不同，他們可是靠強大的海軍征服了全世界。站在日本海軍的立場，讓他們怎麼樣也想學到兩把刷

子的對象正是英國。高木在英國學到海軍的領航系統和最新的醫
學知識之後回到母國。那時是1879年，他30歲，正好是最適合
工作的年紀。高木雖然回到日本，但一個人能改變的事並不多。
買船或戰鬥示範演練等行為，要以軍醫官身分干涉並不容易。但
日本海軍在海上遇到的新問題 —— 腳氣病，那就是他必須解決
的。

　　士兵們說手麻腳麻的時候，聽聽就算了。說沒有食欲的時候
也不是很在意。不吃也可以。但有目共睹的是，他們的狀態在變
差，之後甚至連走路都沒辦法了。無法步行的水兵又要如何操縱
船隻呢？腿都腫起來了，用力按壓就會讓肉凹下去，一眼就看得
出有問題。接下來連呼吸都會麻痺，是個會死人的病。日本進出
世界第一個遇上的困難，正是這腳氣病。這的確不是裝病，而是
真正的疾病；有20％的船員都得過腳氣病。

　　高木擔任軍醫官上任後，觀察了腳氣病的症狀和分布情況，
發現食用營養豐富餐點的海軍將校們並沒有得到腳氣病，主要的
患者是一般士兵。而這些士兵在接觸得到各種菜餚的港口時，就
不會患上腳氣病。那就來改變一下菜單吧？高木在航海中向士兵
提供了多樣化的餐點，發現只要吃的飯用糙米取代當時流行的白
米，問題就都解決了。或者用大麥飯取代米飯也能解決問題。這
個狀況只要用糙米或大麥取代精製白米就能輕鬆化解，真是大功
一件哪。

　　不過軍醫有辦法插手食物的安排嗎？就算是現在這個時代的
軍醫，假如立刻去跟伙食委員和伙房兵說要改菜單，會發生什麼

事呢？而且還要把價格高昂、品質優良的白米換成粗糙又不好吃的糙米和大麥，應該會立刻登上青瓦台的國民請願，社群媒體上會瘋傳各種認證截圖吧。當時的情況也很類似。貧窮的青年為了想吃白米飯而選擇入伍，但什麼都不懂的軍醫官居然說要改菜單，士兵絕對無法接受這種事情。為了變換菜單，至少需要為人老練、能好好安撫士兵們不滿，而高木正是如此老練的人。

咖哩飯的活躍

從這個層面來看，高木去英國留學是很幸運的。印度是英國的殖民地，而印度的香料正以低廉的價格輸出至英國，咖哩也不例外。原本在印度被當成香料使用的材料，到了英國會和麵粉混在一起，以咖哩粉的形式販售。歐洲人從中世紀起就留下了在料理中使用香料的習慣，1800 年代後，一般人日常生活中也開始能夠享有這種小小的奢侈。醬料公司 CB 皇牌（Crosse & Blackwell）是主要販售咖哩粉的公司，當時流行的食譜中也廣泛介紹了使用這種咖哩粉做燉湯的方法。

高木也吃過英國海軍用咖哩粉做成的燉湯，搭配麵包一起享用。為了深受腳氣病之苦的日本海軍，高木引進了咖哩燉湯，並宣傳它是英式的新料理。不過他維持白米煮成的飯，用來取代麵包，等於把咖哩燉湯改良成咖哩飯的意思。咖哩飯深受日本海軍的歡迎，在搖晃的船上想喝湯並不容易，但咖哩飯就算稍微搖晃也不容易濺出來。而這種新的餐食沒有取消珍貴的白米，反而加了一點別的東西，感覺也不是在拿錢開玩笑。畢竟原本一碗白飯

搭配一小碟醬油的組合，用來填飽肚子還稍嫌空虛。

　　這樣的料理也確實有助於腳氣病的治療，只吃白米會有問題，但咖哩粉中摻入了大量麵粉，這件事本身就很有幫助。還有烹煮咖哩飯的過程中也會加入其他蔬菜和少許肉類，從補充營養的角度來看，這樣的解法再好不過。味道很不錯也是一大助益。印度的咖哩香料就此變成了英國的咖哩粉，再變成日本的咖哩飯，最後登上了我們現代人的餐桌。

　　日本海軍找到咖哩飯這個答案之後，還在菜單中添加了大麥。士兵也同意在餐食中加入大麥，這樣的妥協出現了正面變化。前往紐西蘭、夏威夷等地進行大規模遠征的筑波號，在1884年時出現了14位腳氣病患者，全都是曾拒絕改良新菜單的船員。而菜單改良前的1883年，276位船員中有169人出現腳氣病症狀，其中有25人因此死亡，一比之下就會發現有了長足進步。根據其他資料，改良菜單前的1883年，日本海軍5346人中有1236人患有腳氣病，其中死亡人數是49人；而菜單改良完成後，1886年的8475位海軍中，只有3人患有腳氣病。到了日本正式侵略大陸的1900年代初，實際上已經不再有船員為腳氣病所苦了。

　　日本海軍雖然找到了腳氣病的解方，但並沒有因此找出腳氣病的原因。關於研究為何吃精製過的白米會得腳氣病，吃糙米或大麥卻不會，則是另一個層次的問題。找出這個原因的學者是曾獲1930年代諾貝獎提名的鈴木梅太郎。鈴木認為精製米的過程會使養分流失，於是他想找出並分離該營養成分。1910年，鈴

木終於確認該成分為何，並將其
命名為「Oryzanin」，甚至還開發
成商品販售。

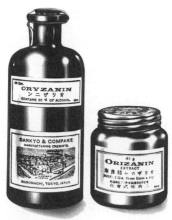

1910年也是歐洲發現維他命
B₁的同一年。近年在爭論如何辨
別先後時，不只會比較論文發表
的年度，甚至會確認寫在實驗筆
記上的實驗日期。因此在100年前
相近時期做出來的研究成果，很

當時市售的Oryzanin

難斷定誰先誰後。此時諾貝爾獎通常會做出共同獲獎的結論，但
1929年艾克曼因為維他命B₁得到諾貝爾獎時，鈴木未能獲獎。
有人認為鈴木的論文是以日文撰寫，因此無法對學界產生影響；
也有人認為是當時日本的國力並未成長得夠強大所致。總之對於
日本而言，直到1949年湯川秀樹成為第一個獲得諾貝爾獎的日
本人之前，他們還得再多等20年。

可以理解在日本海軍像這樣克服了腳氣病，而日本科學家連
原因都研究出來的時候，歐洲卻對此一無所知的理由。不過，弱
點通常都在意外靠近的地方

過度自信的後果

雖然森林太郎是個以「森鷗外」筆名更加出名的小說家，但
他身為軍醫的經歷也非常輝煌。他以最年少的學生身分畢業自東
京大學醫學系。為了成為陸軍強大的助力，他前往德國留學，和

當時開展細菌學新篇章的羅伯‧柯霍一起做研究。 如果他留在德國，或許可以闖出驚豔世界的一番成就也說不定。但他回到了日本，因為他還有事情要做。

　　1888年回國的森努力想讓日本軍隊變得更加強大，自然也相當活躍於1894年的中日戰爭中。那時他也聽說海軍已經找到腳氣病的解方，但對於學習正統細菌學並學成歸國的他而言，米飯、大麥飯、咖哩飯等解法聽起來就像原住民民智未開的療法一樣。他想讓陸軍士兵盡情享用他們想吃的白米飯，也很有自信辦得到。在他的老師柯霍找出各種疾病病原菌的同時，他也在一旁關注。腳氣病又會有什麼不同嗎？現在該是他找出「腳氣菌」、展現歷年來學到的知識的時候了。

　　對森而言，疾病基本上是我們身體遭細菌之類的某些東西入侵時所產生的現象，只要找到那些平白無故進到我們體內的東西就可以了。雖然日本的其他專家已經從過去的研究發現，腳氣病並不是因為有什麼東西入侵身體所造成的，而是缺少了什麼而導致的疾病。但他並不願意承認這點，同時還忽視現場的聲音，執意堅持己見：「讓士兵吃白米飯吧。」

　　當時日軍可以從朝鮮等主要的稻米產地以低價買到米，所以白米的量豐富到可以一天三頓吃得飽飽的。但因為配菜不夠，軍方在菜色上集體供應量不足，反而用支付金錢代替。雖然是尊重個人喜好所做的決定，但士兵在裝了滿滿一碗飯後，只能買一小碟醬油填飽肚子。免費的多拿，貴的省著用，這種做法不管從前還是現在都存在。

　　而精製米的技術在這種情況下也日益精進，可以輕鬆去除外皮；當然米糠被磨掉有點可惜，但他們不是非常在意。不過米糠中含有不可取代的營養成分 —— 維他命 B_1，一天只要攝取 2 毫克就夠了。海軍靠著吃咖哩飯的奇招解決了問題，而鈴木甚至從米糠中找到原成分，還開發成市售商品。但那聰明的森林太郎仍一直堅持為士兵供應白米飯。

　　高木和森的差別是什麼呢？雖然有陸海軍之分，但我想最關鍵的差別應該還是他們留學的國家不同。高木是在英國讀的書，而英國這個國家早在 1700 年代，就憑著詹姆斯・林德等人的努力解決了壞血病。他們知道只要攝取檸檬汁就能治療壞血病，而這種治療方式和高木靠攝取大麥、麵粉來治療腳氣病的策略是一脈相通的。

　　另一方面，森是在德國留學。當時德國因柯霍找出了傳染病的病因，在全球學界享有領先地位，森也受此刺激，認為腳氣病應該也是一種傳染病。但不是所有疾病都是傳染病。假如自己真的犯了錯，應該早早承認才對，但這位自視甚高的陸軍軍醫官直到死前都沒有認錯。就算多讀了些書，我們在大自然的真理面前依舊無能為力。在森固執己見的時候，雖然陸軍士兵多存了點飯錢，但隨著陸軍在大陸上行軍的時間愈來愈長，他們也付出了代價。接著日俄戰爭便爆發了。

旅順口海戰

　　日俄戰爭當時最大的激戰地就在遼東半島的旅順口。雖然韓

國人只記得這是日後安重根義士殉國之處，但在戰爭當時，由於地緣關係的緣故，由誰占據旅順港也是決定戰爭走向的重要因素之一。而日本先發制人，拉開日俄戰爭序幕的地方正是旅順港和濟物浦港，這也說明了其戰略價值。不過它對俄國而言也同樣是個重要的地區，因為這是俄國人尋尋覓覓的不凍港。他們立刻派俄羅斯太平洋艦隊停泊在此，還為了防禦基地，在周邊密密麻麻配置了最新的機關槍和戰壕。他們準備得滴水不漏，一般的軍隊連張名片都遞不出去。

　　日本海軍在戰爭初期雖然曾成功打擊俄羅斯太平洋艦隊，順利將他們逼入旅順港內，但卻沒有辦法殲滅整個艦隊。當時的狀況是因為地理位置的關係，難以進行大規模的攻擊。不過他們至少成功擋下俄國海軍的出路，對日方而言是稍嫌可惜的無勝負結果。接著輪到陸軍一展身手了。當時日本陸軍依據日韓議定書得到了他們需要的所有支援，正嘗試橫越鴨綠江。相較之下俄羅斯的資源則受到阻礙，只得因為飢餓而投降。

　　日本陸軍從8月起便開始從旅順港後方攻擊，但正如前面提到的，俄國的防禦也很徹底。十年前的甲午戰爭時，當日軍高喊著「萬歲」進行突擊時，清朝的軍隊忙著四處逃竄，日本就這樣在一天內占領了旅順港。但俄國不一樣，不僅有勇猛無比的士兵，武器也是從前沒遇過的最新型機關槍。這使攻擊和防禦的時間逐漸拉長，疲憊程度也隨之大增。而森林太郎的錯誤判斷更在此期間開始造成影響。如同前面提到的，在日俄戰爭中得到腳氣病的日軍超過25萬人，其中有2萬7000人死亡。如果森沒有堅

持己見，願意按海軍的方式做的話，想必日軍可以更加健康打完這場仗。

而同樣讓俄國有苦難言的是日軍的旅順港封鎖作戰，拖得愈久，物資也逐漸不足。因為旅順是軍事要地，俄國的確備有一些戰時物資，但在被隔離近十個月後，新鮮的蔬果也開始缺乏了。於是他們紛紛因為壞血病而倒下。根據戰後報告，當時俄軍有 2 萬名的壞血病患者，壞血病也的確使戰況發生變化。在長達十個月的旅順會戰中，俄軍的死傷人數約有 2 萬 8000 人之多，這點請務必銘記。

日俄戰爭之後

日軍攻占了旅順港，後來接續發生的奉天會戰、對馬海峽海戰等，以及戰爭結束的過程我們都很清楚。接下來就是一段令人痛心的歷史。但從戰爭這個層面來看，日俄戰爭也具有重要意義 —— 各國的軍事專家因此目睹了使用機關槍的戰壕防禦對策有多麼強大。這些專家在戰後回到母國，他們加強了機關槍的威力，並將其與壕溝連結，研究相關的防禦戰術。接著到了十年後的第一次世界大戰，當時的人建構出最強的持久戰術，使戰爭足足拉長到四年之久。

我還想提另一點，第二次世界大戰時，日軍也仍舊為腳氣病所苦。雖然對腳氣病的了解變多了，知道可以用「Oryzanin」或維他命 B_1 來應對，但太平洋戰爭時隨著戰場擴大，軍糧補給也開始出現問題。日俄戰爭時日本在朝鮮強行通過了日韓議定書，

並以此為基礎，直接在朝鮮補給軍糧。但隨著敵軍也將戰線拉到附近，在朝鮮當地調度軍糧的方式已經到達極限。不過要從日本本土供應軍糧，距離又太遠了。軍糧的問題沒有解決，日軍就只能餓著肚子打仗。所以牟田口廉嚷嚷著日本人是吃素的民族，讓士兵當場拔草吃就能繼續進軍的荒誕言論，最後害死了日軍自己那場「英帕爾戰役」，背後都是有原因的。

因為補給不足，自然不可能使腳氣病絕跡。嚴格來說並不只有腳氣病是問題，還可能出現壞血病、佝僂病等典型的營養失調疾病。但第二次世界大戰當時，最讓日軍憂心的病卻不是這種營養相關的疾病 —— 而是蚊子。

深入了解 ————————————————————————●

維他命 C 為何能夠預防壞血病？

這題的答案眾所皆知，因為維他命 C 是製造膠原蛋白的必要物質。膠原蛋白是組成我們身體組織的主要蛋白質，缺乏膠原蛋白的話就會流血死亡。那我們再換個問題：維他命 C 是如何製造出膠原蛋白的呢？

蛋白質由 20 個胺基酸組成，我們將其稱為「必需胺基酸」。必需胺基酸也編碼在基因序列之中，身體編入哪種胺基酸，也就意味著生命的本質。但同樣也是蛋白質的膠原蛋白，還需要不在 20 個必需胺基酸中的第 21 種胺基酸才能組成。它是一種名叫羥脯胺酸（hydroxyproline, HYP）的物質。

脯胺酸　　　　　　　羥脯胺酸

脯胺酸和羥脯胺酸的構造

膠原蛋白主要是由三種胺基酸無限重複組合而成。這三種胺基酸分別是甘胺酸、脯胺酸和羥脯胺酸。當然如果沒有羥脯胺酸，就不能生成膠原蛋白。羥脯胺酸是在我們體內自行製造的。如果從頭開始生成會太缺乏效率，所以從最接近的物質中經少許步驟製造出來，便會用到結構最接近的脯胺酸。因為脯胺酸屬於 20 個必需胺基酸之一，所以在我們體內也很方便取得。

　　如前頁圖所示，製造羥脯胺酸的過程看起來很簡單，只要再加個氧就可以了。一般加入氧的過程就稱為「氧化反應」，但這在化學上是個困難的過程。幸好我們體內有能催化這個過程的氧化酶——脯胺酸羥化酶（proline hydroxylase），因為我們體內有許多氧氣，能使這樣的過程順利發生。而雖然沒有在此提及，但也有其他促使氧化過程發生的物質參與其中。

　　但催化劑的量總是只有一點點。「催化劑」意指自己不發生變化，只在中間促使反應發生的物質，一般僅存在微量。酶也是一種催化劑。為了要製造夠多的膠原蛋白，我們就需要足夠的羥脯胺酸，而酶存在的量則比這要少上非常多。這時當然就需要某種物質來使催化劑增生，而扮演這個角色的正是維他命C。進入我們體內的維他命C會產生抗氧化作用，而過程中的氧化酶也會受抗氧化作用影響而增生。透過服用大量維他命C，我們就能持續使極微量的氧化酶繼續活動。

　　說到大量的維他命C，到底是多少呢？維他命C一天的建議攝取量是100毫克。如果吃的比這更多也無法吸收，會排出體外。要是為了好吃就算了，但沒有必要為了健康吃上更多。而在現在這個時代，100毫克是憑一般蔬菜或維他命飲料就能充分攝取到的量，所以也是我們很不容易見到壞血病的原因之一。如果有時光機的話，很想讓當時的壞血病患者喝上一瓶維他命飲料。對他們而言，一瓶便利商店的維他命飲料想必就像生命靈藥般神聖。

　　維他命B_1擋下腳氣病的過程則和這稍微不大一樣。維他命B_1參與了我們身體將養分轉換為能量的過程。因此如果維他命B_1不足，

就算養分足夠也無法產生充分的能量。這就是為什麼不管日軍吃多少白飯，依然會氣虛倒下的原因。具體來說是得讓丙酮酸脫氫酶徹底發揮作用才行。當然這些真相全都是時間過去後才為人所知的。丙酮酸脫氫酶日後也為諾貝爾獎的主題做出貢獻，時至今日，它還因為全然不同的理由成為抗癌藥物開發的主要目標，但這些事對於當時在機關槍下突擊的日軍而言毫無幫助，也無法提供他們一絲慰藉。

第5章

戰時的大麻煩 ── 瘧疾

科科達小徑戰役

1942年7月，日本為了確保在太平洋戰爭中的領導地位，準備在巴布亞紐幾內亞設立一個戰略要塞。巴布亞紐幾內亞的最佳戰略地點位於南部沿岸的摩士比港（Port Moresby），日本海軍原本想從這裡直接登陸，但他們的策略卻遭到美軍阻撓。在這期間從中東迅速回國的澳軍在此地落腳，於是盟軍占據了有利位置，日本則只成功駐軍在北邊的布納（Buna）。

但日軍想要拿下的地方是南邊的摩士比港，這樣才能掌握整個巴布亞紐幾內亞，擊退瓜達卡納爾島的美軍主力部隊，進而牽制澳洲。太平洋戰爭的霸權會落在誰手上，就看這一局的勝負了，所以他們必須從北邊的布納駐地南下到南邊的摩士比港才行。巴布亞紐幾內亞的國土為橫向長型，所以此行可以視為橫貫國土的遠征。但距離大約只有90公里，以行軍而言算是馬上就能到達。就算是新兵，一次夜間行軍訓練大概也會走個20公里吧？不過，日本本土的司令官似乎也忘了，這是位於赤道上的山

脈地帶。

　　想要橫貫巴布亞紐幾內亞南下，就得穿越海拔將近4000公尺的高山。嚴格來說不能算是穿越，而是大部分地區都是山脈，到了開始算是平地的那個地方恰好正是日軍的目的地。讀者們可能會好奇赤道地區的山脈究竟是冷是熱，在此為各位補充一下：很熱，非常熱。而他們計畫讓1萬4000名兵員的日軍全副武裝，背著重裝備在這又累人又酷熱的地區行軍。這種環境惡劣到怕熱的軍人足以生出逃兵的念頭，但就算逃了也無處可去。

　　結果這1萬4000人便在那條名為「科科達小徑」（Kokoda Track）的路上開始行軍。雖然一步步踏了出去，但眼前所見只有熱帶雨林、野獸和蚊子而已。出發前為了減少負重，還少放了一些食糧。原本想著至少還有雨林，或許能在當地調度一些食物，但真的來了之後，才發現連能夠拔來吃的草都沒有幾根。有人肚子餓到想去襲擊原住民的村落，但是連原住民都沒有。也是，誰會想要來這裡呢？然而日軍來了，全副武裝地來了。最後日軍放棄了部分重裝備，將剩下的糧食消耗殆盡後終於成功越過山脈。中途和不知為何出現的澳軍崗哨有零星的交戰，但戰鬥反而還比較好。他們無法再忍受這病態的行軍了。幸好這場行軍看得到盡頭，摩士比港映入他們眼簾。見到敵軍真開心。總之眼前除了快速確認敵人陣地之外沒有任何活路，因為他們的糧食已經沒了。

　　但就在制定攻擊計畫的時候，日本本土傳來了無線電消息，他們收到撤退的指示。上面說攻擊摩士比港是莽撞之舉，命令他

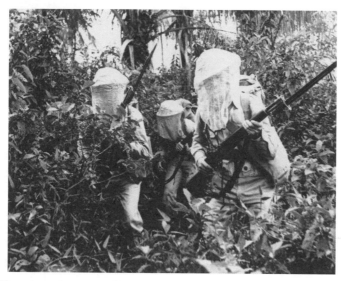

要在第二次世界大戰的叢林中保護自己，需要兩件東西 —— 槍和防蚊衣

們從原路回去並整備好兵力。雖然原本準備攻擊的日軍提出抗議，表示寧可戰鬥而死，但大本營並沒有改變命令。於是一向聽話的日軍終究是連軍糧都沒補足就循原路撤退了。剛好還遇上雨季，於是他們不得不穿越雨中的熱帶雨林山脈。然後當他們終於折返，日軍在布納地區的駐地又正遭受盟軍的上陸攻擊。據說在1萬4000名日軍之中，活著回去的只有數百人而已。這就是第二次世界大戰中被評為最白費功夫的科科達小徑戰役。

　　在科科達小徑上讓日軍疲憊不堪的不只有炎熱和野獸，還有迎面鋪天蓋地而來的蚊子。巴布亞紐幾內亞全區都因為蚊子的關係而瘧疾猖獗，科科達小徑也沒有什麼不同。於是許多日軍因瘧疾引起的急性高燒症狀而受苦受難，考慮到這個地區原本就已經

很熱了，日軍想必是經歷了貨真價實的地獄體驗。但巴布亞紐幾內亞的瘧疾可不僅對日軍是個威脅，蚊子會咬所有人，而這些人會公平地死去。

天敵

人類的天敵是什麼呢？老虎？獅子？根據比爾·蓋茲（Bill Gates）2014年在他的部落格上公開的資料，如果限定在動物範圍內的話，排名第一的人類天敵是蚊子。每年有72萬人因為蚊子而死。第二名則是人類。考慮到人類一年中殺死的人數竟高達約47萬人，就讓人更在意平時不經意間聽到的蚊子聲了。而根據同一份資料，因為獅子而死的人一年約在100人上下。

但為什麼會有這麼多人因為被蚊子叮咬而死？答案在蚊子身上的病原體。只要蚊子吸我們的血，我們的血液多多少少會被吸走，而只要有血流出來，就會因為壓力的關係隨之讓什麼「東西」進入體內，這是物理現象。而蚊子體內這些人類不需要的「東西」，就混合著各種病原體。其中一部分病原體也能在人體中棲息甚至增生，運氣不好的話，可能會超出人類免疫系統的負荷程度。那麼人就會生病甚至死亡。

蚊子所引起的疾病之中，知名的有黃熱病、登革熱、茲卡病毒感染症等病毒傳染病，但這些病毒傳染病的死亡人數全部加起來，也沒有因瘧疾而死的人數來得多。根據2019年4月25日「世界瘧疾日」當天提出的報告資料，光是2017年就有2億2000人感染瘧疾，一共87個國家出現病例，其中有43萬人因此死

亡。在此為那些還沒正眼看待瘧疾的讀者補充一點，以瘧疾為主題獲得諾貝爾獎的次數，包含最近2015年的那一次，總共高達四次，其中有一次是第二屆的諾貝爾生理醫學獎。或許各位會覺得這是個相對陌生的疾病，但其實瘧疾一直在我們的身邊。韓國人為了捐血造訪捐血中心的時候，會看見瘧疾相關的捐血限制地區的介紹，而那些地區比想像中來得更大、更讓人熟悉。韓國國內就有仁川江華島、京畿道坡州市、江原道鐵原郡等地，也包含許多國外的知名旅遊景點。

當然國際上的瘧疾高風險地區大多數為非洲等熱帶地區，但瘧疾並不是僅限於非洲獨有的風土病。瘧疾從前也曾以「三日熱」、「四日熱」等病名存在於韓國，而朝鮮王朝的顯宗也是死於瘧疾，所以其實瘧疾比想像中離我們更近。正可謂虐煞人類的一種疾病。

歐洲也曾深受瘧疾之害。想確認整個歐洲因瘧疾受害的程度並不難，歐洲之中尤其受害嚴重的地區是羅馬。除了這裡從羅馬帝國時期就有許多人居住，擁有保存良好的紀錄資料之外，還有另一個原因：羅馬很熱，而且是非常炎熱。深為瘧疾所苦的羅馬人為了找出這種病的原因，努力從各個角度分析，最後將原因指向了空氣。瘧疾的原文名稱「malaria」，就是從「不好的空氣」（mal air）一詞衍生而來的。而真正的原因來自蚊子體內的寄生蟲，和空氣其實也是一線之隔。

羅馬為根絕瘧疾做出的努力

　　羅馬一直到中世紀為止都對瘧疾的危害束手無策。梵諦岡透過祕密會議（conclave）的方式來選出教宗。為了選出新的教宗，全世界的樞機主教會聚集在梵諦岡進行投票。教宗選舉不會有候選人提名程序或選前活動，完全透過自由投票選出。當然，在那之前較有名望和懷抱野心的樞機主教會因為人情關係被公認為有力的候選人，所以也不能說是完全任意的投票。樞機主教行使一人一票制，要將適合擔任下屆教宗的樞機主教寫在紙上提交。過去也可能有人寫下自己的名字，所以要過半數並不容易。投票用紙會用火燒掉，接著黑色的煙霧從煙囪冒出，投票再次開始。一直到選出最後一人、升起白煙為止，他們都會隔絕與外部的聯繫。在選舉結果出來之前無人能外出。這群人待在一個完全與外部隔絕的空間，然而卻有蚊子進入了那個地方。

　　樞機主教大部分都年事已高，而羅馬非常炎熱，他們又位在密閉空間。那可謂最適合瘧疾發病的完美條件。這一群堪稱地球上距離上帝最近的人，聚在一起本是要做出重大決定，但他們卻在死去。最後選出來的教宗撐不了多久，很快又死於瘧疾，接著又得選出新的教宗。原本神聖的事務忽然開始讓人避之唯恐不及。必須解決瘧疾這個大麻煩才行。

　　十字軍東征之後，人們就已經開始對神權產生懷疑，可不能連教宗選舉都辦成這樣。海外的年輕傳教士找到了消滅瘧疾的線索。他們前往新大陸傳教，在逐漸滲透進美洲大陸之後，他們在

秘魯的安地斯山脈地區親眼目睹感染瘧疾的原住民吃下他們從沒見過的藥材，之後竟然完全復原了。連神都無法拯救的瘧疾，居然讓原住民治好了？一個個傳教士嚷嚷著這就是神蹟，也把這種藥材帶回羅馬，並將其命名為「傳教士之粉」（missionary powder）。

隨著傳教士之粉在1631年被引入羅馬，該地區的瘧疾病例也急速減少，自然也讓教宗選舉的祕密會議得以順利進行。但全歐洲都因為瘧疾陷入愁雲慘霧之中，而傳教士之粉要普及到整個歐洲還需要時間。其中宗教因素的影響也很大，因為教宗的威權變弱了，且清教徒基本上拒絕一切與天主教相關的事物。這時距馬丁·路德（Martin Luther）發表《九十五條論綱》、高舉宗教改革旗幟的1517年已經過了100多年，早已不是當初基督新教只能無力遭受迫害的時候了。

在英國帶領鐵騎軍實現清教徒革命的奧立佛·克倫威爾（Oliver Cromwell）則是更加極端的一例。他在1658年因罹患瘧疾而死，當時已是傳教士之粉相對又更廣為人知的時期。身為虔誠清教徒的克倫威爾雖然知道這種藥，但他表示不相信天主教人士所用的藥，並因拒絕用藥而死。克倫威爾死時是59歲。我只是在想，如果他服用了傳教士之粉，或許就不會發生死後因王政復辟，讓自己遭到戮屍的慘事了。

金雞納樹皮粉

隨著時間過去，「傳教士之粉」（missionary powder）的名字

開始變成「金雞納樹皮粉」（cinchona powder） 或「奎納粉」（quina powder）。宗教色彩逐漸淡去後，人們便用原本的樹種 —— 金雞納樹（cinchona tree） 或按當地人稱的奎納樹（quina tree） 來為這種藥材命名。

　　瘧疾疫情持續猖獗，大眾對金雞納樹皮粉的需求愈來愈大。原本感染瘧疾的症狀之一就是發燒，服下金雞納樹皮粉後，瘧疾引起的高燒便會消退，於是大家之後只要碰到發燒，就會將金雞納樹皮粉當成退燒藥服用。照理說應該沒什麼用才對，但可能多少有安慰劑效果（placebo effect），之所以會這樣也可能是因為沒有其他的藥可用。各位不要忘記，阿斯匹靈一直要到1897年才第一次作為退燒藥問世。

　　那麼為了取得金雞納樹皮粉，難道就必須一直前往南美的安地斯山脈嗎？想去那個地方，首先必須搭船繞過南美的尾巴，再深入秘魯地區才行。搭船還算可以忍受，當時的船對人們而言並不是很麻煩的交通方式，反而感覺就像高速公路一樣快。只要靜靜坐著就能向前航行，多舒適啊？當然奴隸就會辛苦一點，但對富裕的商人而言，那並不是什麼需要特別操心的大事。不過下船之後，得再花上一段時間深入內陸。而且還要爬山，就算是有錢的商人還是會很麻煩。還有，那裡當時是西班牙的殖民地，西班牙因為搶得先機，很長一段時間都支配著南美洲。現在南美大部分地區也依然使用西班牙語。

　　西班牙以外的歐洲國家也開始想在自己的殖民地上取得珍貴的金雞納樹皮粉。考慮到大部分的殖民地都離海很近，就更容易

明白箇中原因了。為了取得金雞納樹皮粉，自然得先開始種金雞納樹，但種子要從哪裡取得？當時全世界唯一的金雞納樹產地是安地斯山脈，而西班牙政府滴水不露管制著種子的走私。

但不管在哪裡，如果有心要偷的話，其實依舊防不勝防。大約在1860年代，英國和荷蘭的探險家及商人成功挾帶出金雞納樹種子，經過幾次試錯後，終於在荷蘭殖民的印尼爪哇島一帶種出金雞納樹。他們可說是歐洲版的文益漸[3]先生，而這帶來了更加深遠的影響。爪哇產的金雞納樹皮粉在此之後成為荷蘭的主要商品，在經濟上支持了最終在海上貿易浪尖上沉沒的荷蘭。不過，隨著日本1942年占領東南亞，這珍貴的戰略物資也被全數奪走。雖然荷蘭在阿姆斯特丹也曾儲存大量貴重的金雞納樹皮粉，但1940年德國開始進攻，四天之內就攻下了荷蘭，這些金雞納樹皮粉也早在這時就被搶了，實在是非常可惜。

奎寧

1820年，金雞納樹皮粉的主成分被分離出來。這種白色粉末被取名為「奎寧」（quinine），一開始因為味道太苦，讓人難以下嚥。但因為效果本身很明顯，後來會混在酒或通寧水（tonic water）中讓人服下，藉此對抗瘧疾。重點是它有體積大幅縮小的優點。長距離移動時，在船上載著一堆金雞納樹皮或金雞納樹皮粉實在太重了。將主成分奎寧分離出來之後，在當地有需要時只要泡水服下即可，是更輕便簡單的方法 —— 還能保留空間。於是，歐洲人開始利用那些空間載著武器和糧食，前往截至當時

為止尚未征服的未開拓地區，也就是非洲。

1492年，哥倫布表示他開拓了前進印度的新航路，在發表公開演講後，許多人爭先恐後要前進新大陸。但他們從很久之前就知道的非洲地區卻一直拖著沒有征服，原因是無能為力。非洲的風土病是歐洲人無法承受的疾病。直到現在，來自非洲的愛滋病或伊波拉病毒，不也還找不到解藥嗎？然而早在愛滋病或伊波拉病毒等疾病出現之前，就有很多風土病阻擋著歐洲人接近。瘧疾就是代表性的風土病之一。

彼一時，此一時，歐洲人取得了奎寧。現在可以減輕面對瘧疾的壓力，進到大陸更深處了。當然依舊存在危險，但還是不乏願意打頭陣的探險家。多虧有他們開路，現在只要從海岸登陸進行貿易即可，沒有必要急急忙忙趕著離開。也不需要買奴隸、把他們塞進奴隸船，再帶到美洲等殖民地讓他們勞動。只要在非洲建立工坊，讓非洲的奴隸工作就好，多麼方便？

但事情並未如此發展。其中有三個理由。首先，歐洲資本家的主要收入來源是砂糖、奎寧、咖啡、菸草等作物，雖然它們在東南亞或中南美洲殖民地生長得很好，但在非洲卻長不太好。第二，資本家並不想要移動原本在殖民地設立的工坊。比起把工坊遷到非洲，他們更想把非洲奴隸遷到殖民地的工坊。因為這樣做更便宜。

第三個理由則稍微更有政治性一點。那是因為奴隸制在1800年代中葉正式廢除了。遷移奴隸的過程中雖然持續出現各種人權問題，但資本家又豈是在意那些事的人？比起這個，隨著蒸汽機

在1700年代末開始大量使用，工廠開始機械化後才是變化的開始。都市工業化後，原本在農村的人口湧向都市，而都市裡卻開始使用機械，於是工作機會便逐漸不足。在勞動力已經充沛的情況下，不可能再接受奴隸。類似這樣的政治、經濟因素使得英國率先廢除奴隸制，而美國在1865年南北戰爭後也趕上了最後的末班車。當然，儘管奴隸制廢除了，這些人還是以外籍勞動力的不同名義開始被賣往海外。為了脫離腐敗的清朝，這個時期的中國也逐漸有愈來愈多勞動力出走海外，現在想來那真是個讓人茫然失落的時代。

便宜且有效的奎寧衍生物

奎寧雖然沒能改變奴隸貿易的風向，卻對帝國主義的擴張產生很大的助力。英國和法國從此正式開始蹂躪非洲，四處開拓殖民地。1871年終於完成帝國統一的德國則在惋惜自己太晚起步，同時也翻著地圖找尋剩下來的土地。不管是哪個國家，渴望著殖民地的人紛紛開始虎視眈眈掃視地圖，這時只有兩個選項：要嘛是去別人沒去過的地方，要嘛就是搶奪別人占走的地。而不管是哪種情況，大多都會爆發武力衝突。

因為所有地區都有會引發瘧疾的蚊子，所以目標為取得殖民地的軍隊終歸還是需要攜帶奎寧。這種情況在第二次世界大戰前後變得更加明顯，因為不同於絕大部分戰線仍位在歐洲的第一次世界大戰，第二次世界大戰名副其實是全球性的戰爭。在雪中戰鬥、潛入水底戰鬥，甚至連飛到空中也持續交戰的這場戰爭，自

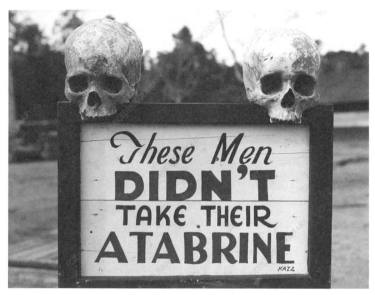

巴布亞紐幾內亞地區的瘧滌平告示

然不會漏了熱帶雨林這樣的交戰地。

　　但奎寧在全世界的產量是有限的。就算在爪哇島種植金雞納樹，也無法供應全世界的使用量。當然了，第二次世界大戰時其他地區也開始栽種金雞納樹，但產量依舊有限。種植樹木需要花上很長的時間，而奎寧卻在一瞬間就會消耗完畢。戰爭就是一種無止境的消耗。

　　德國在1930年代製作出氯奎寧（chloroquine）和瘧滌平（atabrine）。德國的製藥公司模仿奎寧的結構測試了各式化合物，最後得以大量產出效能相似，但構造相對單純許多的物質。隨著這些物質的功效逐漸為人所知，美國也開始生產這些物質供應給美軍，同時表示它們是價格便宜、效果卓越的奎寧替代藥。

如果換成平常的時候，可能各方會因專利而爭執起來，但那時適逢戰時，除了這件事還有很多好吵的。或許是因為看不慣美軍服用這些藥，德軍開始散布傳言，表示長期服用瘧滌平會使性功能減退。這種黑色宣傳一傳出去，美軍便開始停止服用瘧滌平。巴布亞紐幾內亞地區的告示就是用來警告明明有瘧滌平卻不願服用的美軍。

氯奎寧則是比瘧滌平更加強效的瘧疾用藥，所以第二次世界大戰時也被美軍廣泛使用。驚人的是它到現在都還是常用的藥物，只是因為使用的歷史太長，蚊子也出現了抗藥性，因此建議還是要有限度地使用。

活躍的軍醫們

1880年，在阿爾及利亞工作的法國軍醫阿方斯・拉韋朗（Alphonse Laveran）無法坐視自己部隊頻繁出現瘧疾不管。他抽取瘧疾病人的血液，用顯微鏡仔細觀察之後，發現了只存在於瘧疾病人血液中的寄生蟲。當時也是德國的鄉野醫師羅伯・柯霍利用顯微鏡發現炭疽桿菌、加以培養後使細菌學和感染學說大為風行的時期。而面對並非由炭疽桿菌引起的瘧疾，同樣也觀察到類似的現象。

拉韋朗開始培養這種病原蟲，持續觀察後向學界報告這種病原蟲就是引發瘧疾的病因；其他學者的驗證也證明了這項事實。他還為這種病原蟲取了名字，學名為 *Plasmodium falciparum*（惡性瘧原蟲），這對我們而言是很有意義的。這是早從羅馬帝國時

代前就不斷折磨人類的瘧疾，終於褪下神祕面紗的瞬間。

　　但面紗並沒有完全褪下。瘧原蟲是由什麼管道進入人體的呢？是像羅馬帝國時期流傳的那樣，經不好的空氣而來嗎？當下恰好是個需要對感染中間媒介仔細研究的時間點。

　　當時，有許多人都認為蚊子就是中間媒介，只是難以證實而已。從病人身上抽血，在顯微鏡底下觀察不會動的血反而還比較簡單。想要研究蚊子的話，要培養蚊子，還得找來動物獻祭，讓蚊子吸牠們的血才行。這世上的蚊子種類也不只有一種，要推斷是哪一種蚊子引發瘧疾也是個困難的問題。同時，這也是很危險的實驗，稍有不慎就可能讓養出來的蚊子咬到自己。而從零開始將這困難的實驗完整實踐，並於1897年證實中間媒介即蚊子的人，是個名叫羅納德・羅斯（Ronald Ross）的人物。他是曾駐守印度的英國軍醫官。羅納德・羅斯在1902年，阿方斯・拉韋朗在1907年，兩人各自以查明瘧疾傳染途徑的原因分別獲頒諾貝爾獎。以同樣主題獲得諾貝爾獎的例子非常稀少，從這點來看，就能明白瘧疾在當時是多麼危險的疾病。

人類稍微戰勝瘧疾的那個時候

　　雖然人類為了治療瘧疾持續尋找著藥物，但也不停碰上失敗，甚至直到現在都沒有成功。但多虧兩位軍醫和許多學者的努力，人們終於知道瘧疾是經由蚊子感染這件事實。那麼乾脆把蚊子殺光怎麼樣？做出滅蚊藥殺死蚊子不是更有效率嗎？

　　實際上在1900年代初期，美國興建巴拿馬運河時就曾飽受

蚊子傳播的黃熱病之苦，導致工程幾乎難以進行，於是便動員軍
隊撲滅蚊子。他們將一般的沼澤和池塘填平，再放火燃燒趕走蚊
子。就這樣，美方人員戰勝蚊子，成功興建了巴拿馬運河，直到
現在都還頻繁使用中。答案很簡單，殺掉蚊子就可以了。

但正如各位猜到的那樣，想消滅蚊子，就跟想消滅蟑螂一樣
困難。搞不好地球真正的主人其實是蚊子也說不定，牠們的生命
力是無可比擬的。雖然人類在黃熱病時打了勝仗，但那只維持了
一下下，僅限工程期間而已。隨著時間過去，傳播黃熱病的蚊子
又捲土重來，再次開始摧殘巴拿馬。但雖然只有一小段時間，人
類的確曾經站在比蚊子有利的位置上。

保羅‧穆勒（Paul H. Müller）是瑞士製藥公司的研究員。為
了研究殺蟲劑，他一頭栽進研究室，製作出超過300種化合物，
並重新做出一種在1873年就已經有紀錄的化合物。若是一般情
況，沒有做好事先技術調查就進行合成，可能會換來上司一頓怒
罵，但好在他發現的這種化合物作為殺蟲劑的功效十分卓越，於
是得到了稱讚。DDT（dichloro-diphenyl-trichloroethane）的神
話就此展開。這是在1939年，德國入侵波蘭那年發生的事。

瑞士是永久中立國。因此不管是軸心國還是同盟國，瑞士都
可以向這些國家販售DDT。而買了這些DDT的軸心國和同盟國
便開始在空中散播DDT，相互交戰。只要進入新的地區，人們
就會大舉散布DDT，把蚊子可能出沒的區域弄得一片狼藉。如
此一來才能放心征服這個地區。

戰爭結束後，軍事技術轉而向民間開放。機關槍公司開始賣

釘書機；為了保存具侵蝕性的鈾開發而成的鐵氟龍被用在平底鍋底部；高速離心機原本是用來分離鈾的同位素，之後則被用在分析脂蛋白（HDL 和 LDL）之間的細微差異。DDT 也一樣。戰時為了撲滅瘧疾使用的 DDT，在戰後被用來驅逐侵襲農作物的害蟲。1873 年當時製成的單純構造，以生產來說該有多簡單哪？因為購買時的價格實在很低廉，所以 DDT 自然就被人大量使用。瘧疾逐漸失去立足之地，但人類也同樣付出了代價。

　　DDT 對生態系造成的影響，在高中教科書中也有詳細的整理，其中提到 DDT 可能殺死益蟲或害蟲的天敵、破壞生態系，而 DDT 也會經由食物鏈累積濃度，甚至實際發生過使高等生物喪命的情況。瑞秋・卡森（Rachel Carson）報導此現象而寫的《寂靜的春天》（*Silent Spring*），至今仍在暢銷書籍排行中榜上有名。

　　雖然沒有到這麼嚴重的程度，但 DDT 的開發者穆勒也並不全然對 DDT 滿懷希望。當初以驅除害蟲為目的研發出 DDT 時，他腦海中構想的是瑞士的山脈地形。但 DDT 終究脫離他的臂彎，被引入寬廣的美洲大陸上，人們開著飛機從高處噴灑 DDT。DDT 以超乎想像的程度被廣泛使用，就這樣變得危險起來。穆勒在 1948 年諾貝爾獎獲獎演說時便披露了過度使用 DDT 可能導致和抗藥性不相上下的危險。

　　進入 1970 年代後，DDT 遭到禁用。但過去 50 年間，我們見到瘧疾在沒有 DDT 的世界又再度猖獗起來。並非沒有抑制的辦法，但大部分都很昂貴，而瘧疾橫行的地區大部分都是發展中國

家。對他們而言幾乎沒有其他能超越DDT的選擇，所以現在又重新開始使用DDT，而今當然是受到嚴格的條件限制，盡量在最小限度內使用。

韓戰後，處在惡劣環境下的韓國也曾為了驅除害蟲使用DDT。因為是在DDT的危險尚未廣為人知之前，所以相較下用得有些過頭，還會當著人的面直接噴灑。雖然沒有吃下去，但基本上因此進入呼吸器官和皮膚的量被認為也和吃下去差不多了。以現在的角度來看，這種行為危險至極。但如果不使用DDT，或許會有更多人因為感染瘧疾或傷寒而死也說不定。用現在的觀點去評判過去，本身也不太合理就是了。

越戰

雖然1970年代禁用DDT之後，的確導致瘧疾再次肆虐，但並不表示世界就此放棄了。人們為了開發出超越氯奎寧的瘧疾藥物而重啟研究，是因為越戰爆發才展現出成果。

越戰可說是代言了1960、1970年代的戰爭。代表共產主義陣營的北越和代表資本主義陣營的南越雙方正式宣戰，從這點來看雖然跟韓戰的格局接近，但戰爭的走向卻截然不同。為了干擾南越，北越支援了南越民族解放陣線 —— 俗稱「越共」的組織。他們單方面混在南越民眾中活動，使南越正規軍在找出間諜以及和北方的戰爭中面臨困難。南越也要求韓國參戰，而韓國當時正由軍事政權掌權，便以1964年派遣的醫療部隊為首，正式參與了越戰。

　　雖然北越和越共合力動搖南方，嘗試以游擊戰壓制，但在火力方面仍然是有美軍部隊擔任前鋒的南越占有優勢。而隨著戰爭時間拉長，又出現了第三個敵人 —— 瘧疾。瘧原蟲可不會區分理念或陣營，正忙著感染眾人。根據相關文獻，在韓國參與越戰的1964年，跟戰鬥造成的死傷人數比起來，深受瘧疾所苦的美軍高達四、五倍之多。因此美軍呼籲要改良、合成出比氯奎寧等傳統藥物更有力的藥物。

　　而北越的狀況也沒有太大差異。瘧疾患者暴增之後，雖然有繼續使用氯奎寧等藥物，卻只是讓具有抗藥性的蚊子持續增加而已。如果可以像美軍那樣獨立研發藥物就好了，但他們本國卻四處都找不到那樣的技術實力。於是他們便向與越南北側國境毗鄰、又同樣是共產政權的巨大國家 —— 中國請求協助。

　　當時同屬共產陣營的北越一提出請求，中國便打算積極支援，大舉動員了有能力的科學家。中國當時正值文化大革命，在「破四舊」的旗幟下，正在對社會體制推行一場巨大變革。儘管完全沒有條件讓科學家好好進行研究，但為了研究瘧疾的治療藥物，中國仍暗地將科學家召集起來。那是1964年的事了。之所以能將科學家聚在一起，另一個原因是瘧疾也流行到中國了。光是中國的瘧疾患者就有4000萬人，其嚴重性不言而喻，而這份迫切卻化為一場意外的勝利。

溫故知新

　　俗話說萬事起頭難，但起頭做得好，收尾就很輕鬆了。中國

獨立開發瘧疾治療藥物的伊始，是在古代流傳下來的中國傳統醫藥文獻中找到的。以韓國人的角度比喻，就像在《東醫寶鑑》中翻找治療瘧疾的藥材一樣。中國文獻記載黃花蒿具有療效。雖然種植黃花蒿熬成湯藥也很不錯，但黃花蒿是否能在越南生長則不得而知。而且栽種植物的話，要種到什麼時候才能看出效果呢？再加上當時美國採用了噴灑枯葉劑使植物乾枯而死的愚蠢戰略，所以想辦法從黃花蒿身上找尋能發揮實際效果的成分，才是最標準的答案。

雖然當時主導這個計畫的屠呦呦努力想找到黃花蒿中實際有效的成分，但她卻不停失敗。如果藥草有效，那麼將藥草成分泡製出來的萃取液中，也應該要有同樣有效的物質才對。將這萃取液分成幾個階段追蹤其效果，最後應該也能追蹤出主要成分。畢竟大部分的藥物主成分都是這樣分離出來的。但是黃花蒿卻不是：在它的萃取液中，完全找不到具有治療瘧疾功效的物質。主成分在不知不覺間消失了，究竟是怎麼一回事？屠呦呦在190次的實驗中到底做錯了什麼？

為了萃取出植物成分，屠呦呦用遍了所有正常的方法。她將植物切開、壓碎、泡入水中。為了避免需要的成分沒有溶出，又加熱煮滾，因為煮滾後較易釋出。即使如此還是可能沒有溶出，所以又添加有機溶劑再次分離。現在不管主成分是什麼，一定會溶在水或者有機溶劑兩者之中。她按這種標準模式持續溶解化合物，再進行分離，但主成分卻一直消失無蹤。

一般人在這種時候通常會感到非常挫折，不過屠呦呦卻做了

功課。她翻遍了相關文獻，重新確認自己可能錯過的部分。於是她在西元 3 世紀（也就是約 1700 年前）一個叫葛洪的人所寫的《肘後備急方》中找到了線索。為了治療瘧疾，葛洪泡製了黃花蒿，但沒有進行熬煮，只是將它放在常溫下約兩小時左右。那個時代調製湯藥的方法也和現在一樣，想當然耳會加熱煮滾，不熬煮只是浸泡的舉動非常特別。不過再想一想，屠呦呦為了找出黃花蒿的主成分，一直都是加熱將其溶入水中，難道是那個動作有什麼問題嗎？

第 191 次實驗，屠呦呦大膽改變了熬煮黃花蒿的過程。她將原本高溫萃取的過程改成維持在 35 度左右的低溫，另外還將浸泡在水裡的時間盡量拉長。反正是不斷失敗的實驗，多失敗一次又會怎麼樣呢？接著她加入有機溶劑進行萃取，也特別選用了能在低溫下處理的有機溶劑，屠呦呦的細心發揮了作用。這種有機溶劑萃取液對瘧疾展現了前所未有的強烈療效，經過持續的分離過程，最後提煉出了青蒿素（artemisinin）這種成分。分離出來之後才明白之前失敗的理由，因為這種化合物構造不穩定，難以承受熱度。果然溫故知新是有道理的。

青蒿素

關於屠呦呦在 1971 年分離的青蒿素是否有在支援北越中派上用場，並沒有留下明確的紀錄。從醫藥品開發過程的角度去思考，通過毒性測試及量產都需要花上一定時間，這種物質如果要用來支援 1975 年結束的越戰，從時間點上來看是很困難的。實

奎寧　　　　　　　　氯奎寧　　　　　　　青蒿素

最具代表性的幾種瘧疾藥物結構

際上直到1978年都還在進行額外的臨床實驗，再怎麼急應該也不可能將此物質提供給同盟國家。發現者屠呦呦甚至在臨床實驗時，還親自服下了這種化合物，不禁讓人再次感嘆她的偉大。

　　不過青蒿素在這之後化為瘧疾藥物的希望，拯救了許多病人。早期研究中的瘧滌平、氯奎寧，以及在那之後開發的大部分瘧疾治療藥物，基本上都是從奎寧的結構而來，所以它們有效成分的作用機轉很相似，也屬於容易產生抗藥性的藥物。相較之下青蒿素的來源和結構都屬於完全不同的藥，用來治療對氯奎寧或奎寧有抗藥性的瘧疾有卓越效果。為了改善瘧疾藥物，越戰期間位在華盛頓的美軍研究所甚至合成了超過20萬種化合物，探討其藥物活性，而其中並不存在比青蒿素更優秀的化合物。

　　青蒿素成為治療瘧疾的新希望之後，化學家和微生物學家為求效率生產青蒿素而互相競爭，這件事也很有名。因為基本上是很小的化合物，所以化學家想藉由開發合成的工法提高生產效率。微生物學家的陣營則研究了黃花蒿體內生產青蒿素的基因，將該基因移植到大腸桿菌上。由於大腸桿菌繁殖速度很快，基因

可以不停進行基因表現，所以能比黃花蒿在短上許多的時間內產出青蒿素。比爾及梅琳達·蓋茲基金會（Bill & Melinda Gates Foundation）為這類研究提供了巨額研究經費，也很值得感謝。

　　然而最後的贏家卻是中國的農民。發現青蒿素可以拿來換錢之後，中國的農民便開始種植黃花蒿，提升了栽種量。接著他們將黃花蒿賣給相關研究人員，研究人員再將黃花蒿以傳統方式萃取，就能得到便宜的青蒿素。雖然技術也很了不起，但勞動的價值更是令人折服。

　　屠呦呦在2015年獲得諾貝爾獎。雖然她沒有博士學位，也不會外文，但那種事情並不重要。傑出的研究就算沒有學位、就算不大肆張揚，人們也都一清二楚。為她獻上掌聲鼓勵。

無止境的戰爭

　　以前曾經在書上學過亞歷山大大帝（Alexander the Great）是蚊子咬死的，但是現在的人已經不再那樣說了。真的是被蚊子咬死的話，能寫進這本書的內容一定會變得豐富許多。然而他本來就是蒙在面紗下的神祕人物，很難推定其發病經過或疾病的種類。雖然因為蚊子而死的人就此又少了一個，但各位在讀這一頁的時候，世上又有一個人因蚊子而死了。我們住在一個每分鐘就會有一個人因蚊子而死的世界，而且若人們如此快速地死去，很可能哪天病原體就會發生突變，變成一分鐘內死去兩個人也說不定。就像存在了超過50年的冠狀病毒突然變得殘暴一樣，全世界共同有著同一種疾病。

　　為了阻止這件事情，人們仍持續努力不懈。我們讓蚊帳的使用普及化、改良滅蚊藥、培育蚊子的天敵，並且研究使蚊子絕育的藥物。甚至也有人投入於讓蚊子產生飽足感而不吸血的研究。雖然這種內容乍聽之下可能令人失笑，但確實是2019年發表在世界權威學術期刊《細胞》（Cell）上的研究結果。以減肥目的開發的食欲抑制劑不知何其多，改良這些物質用在蚊子身上似乎也不是什麼不可能的事。一開始看似不像話的各種研究，日積月累下來逐漸變得愈來愈實際。這不就是科學有意思之處嗎？

　　阿方斯・拉韋朗發現蚊子身上的原蟲，於1880年初次報告給學界時，當時細菌學最高權威羅伯・柯霍認為拉韋朗的意見是無稽之談，所以選擇了忽視。但隨著時間過去，他也承認了拉韋朗的功績，對於用科學方式驗證奎寧效果並改良相關藥物也有很大貢獻。我想，只要有許多人的異想天開、無私的努力，以及持續的關注，因蚊子而死的人就會再少一點。也想拜託各位對此持續保持關注。

深入了解

非洲人是如何撐過瘧疾的？

　　非洲的瘧疾既然如此嚴重，那麼非洲人是怎麼活下來的呢？他們也同樣是人不是嗎？當然他們也和我們一樣是人類。但在長時間和瘧疾共同生活的情況下，他們也憑著演化，得到了能與之匹敵的武器，也就是鐮刀型紅血球貧血（sickle cell anemia）。

　　貧血怎麼會變成一種武器？原本紅血球的形狀就像甜甜圈一樣，但鐮刀型紅血球貧血患者的紅血球卻長得像長長的鐮刀。原本甜甜圈般的圓盤狀紅血球因為具有彈性，能順利通過狹窄的微血管，而鐮刀型的紅血球卻辦不到，無法進入微血管。這種症狀從各方面而言都不利於人類，事實上鐮刀型紅血球貧血嚴重時可能讓人類喪命。非洲有許多人都帶有鐮刀型紅血球貧血的基因，如果運氣不好，從父母雙方都遺傳到這種基因，症狀就會愈發嚴重而導致死亡。但為什麼非洲一開始就有很多人會帶著這種基因呢？前面說是演化後得來的武器，那是怎樣的一種武器？

　　瘧疾是蚊子在我們體內留下原蟲，而原蟲不停增生所產生的一種疾病。瘧原蟲在我們體內增生，進而大量破壞紅血球，這時就會使人發燒。這就是為什麼瘧疾都會伴隨著發燒，也是之所以能置人於死地的原因。瘧原蟲破壞的紅血球是正常的圓盤狀紅血球，而非鐮刀型紅血球。原蟲無法在鐮刀型紅血球內聚集增生，所以擁有這種血球就像是一種保險，就算感染了瘧原蟲，人也能存活下去。久而之之，我們身體的免疫功能就會像警察一樣會把原蟲全都消滅殆盡。撐下去就

贏了。一般來說是撐不下去的，但只要有鐮刀型紅血球就勉強可以過關。

　　隨著非洲人離開母國大陸，鐮刀型紅血球貧血也逐漸擴散至全世界。但若非居住在瘧疾疫區，鐮刀型紅血球貧血並沒有什麼太大幫助，只是一種既昂貴又沒必要的保險。所以雖然人們也想治療這種疾病，但治療並不容易，因為它是刻印在基因中的突變，治療方向也必須涉及基因層級才行。近年已經在研究利用「基因剪刀」等技術進行治療，想來好消息指日可待。

第 6 章
/
西班牙流感的始末

第一位病人

　　歷經新冠肺炎肆虐之後，許多人也開始對西班牙流感知之甚詳。從前上課時，要讓學生相信西班牙流感在兩年之間的死亡人數超過2000萬人以上，這數值比第一次世界大戰的死亡人數還多，甚至西班牙流感還是大戰提前結束的關鍵，以前課堂上要花更多時間，得要給他們看更多相關照片才行。但是現在可以不用這麼費勁。雖然很多時候大家知道的比我要教的更多，讓人有些緊張，但媒體在報導新冠肺炎的同時也會提起西班牙流感，對於教授相關課程的我來說很值得感謝。

　　就像有人依舊爭論著新冠肺炎的起源是否為中國武漢地區一樣，西班牙流感的起源同樣也經過長時間的研究調查。然而，再怎麼努力研究同時期的流感病人，也幾乎不可能區分一般的季節性流行感冒和西班牙流感。想找出第一位病人 —— 也就是零號感染源（patient zero）—— 更是天方夜譚。

　　但使西班牙流感病例暴增的契機，相較之下則是有達到共識

的推論。據說是1918年3月在美國堪薩斯州萊利堡（Fort Riley）
進行的一場新兵訓練。當時美國決定參與第一次世界大戰，為了
將美軍派至歐洲前線，政府從全國各地召集了許多新兵進行基礎
軍事訓練。但西班牙流感卻突然襲擊了聚集在這個訓練所的新
兵，讓他們全軍改向病人診療所出發。

　　一開始以為只是單純的流行性感冒，決定讓他們休息幾天，
但症狀愈來愈嚴重，士兵們的臉色甚至惡化到開始發青。之後
雖然也有許多士兵因流感而死，但更多的是死於肺炎併發症。
發病三天內體溫會超過攝氏40度，所以最初又被稱為「三日熱」
（three-day fever）。也有很多人在第四天之前就會死亡。最關鍵
的是這種流感的傳染速度相當快，一週之內就出現了超過500個
感染者。原本以為這只是萊利堡當地的問題，但其他訓練所也經
由各種傳播途徑爆發了類似的症狀。

　　雖然有許多醫師為了治療這種病奔向訓練所，但醫師能做的

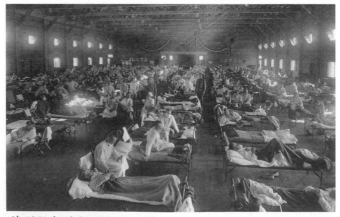

萊利堡新兵們的救治現場

事其實不多。當時是 1918 年，一直要到 1930 年代，大家才知道流感是一種病毒引起的疾病。而 1918 年時，人們仍然相信流感和其他任何病一樣都是由細菌引發的，拚命白費功夫想分離出根本不存在的「流感細菌」，浪費了寶貴的時間。可惜的是細菌和病毒就像樹木和原子筆一樣，可以說是截然不同的個體，所以當時的醫師再怎麼努力也都束手無策。

戰況延長與美國參戰

　　歐洲的戰事沒有受到美國當地情形的影響，依舊陷入膠著。為了從兩側攻擊德國，英國的溫斯頓・邱吉爾（Winston Churchill）正在協助俄國，而鄂圖曼帝國則因邱吉爾錯誤的外交決策而四面楚歌。為了支援俄國，他們考慮了許多路線，最後決定貫穿鄂圖曼帝國，但此舉卻換來加里波利戰役的悲慘失敗，那被認為是邱吉爾的其中一段黑歷史。

　　不同於拿破崙遠征莫斯科，或第二次世界大戰的時候，俄國在第一次世界大戰中並沒有發揮太大的影響力，最大的原因在於政治不穩定。當然，為了煽動不穩的政局，德國協助將流亡海外的俄國政治犯弗拉迪米爾・列寧（Vladimir Lenin）遣返俄國也是最關鍵的一舉。俄國實質上在 1917 年赤色革命時便算是脫離了戰線。

　　法國則打得很好，在德軍緊湊的攻擊下靠著壕溝戰咬牙死守，以當時而言還沒有合適方法能攻破挖得很深的戰壕和機關槍槍手，所以勝敗取決於誰能撐得更久。隨著這樣的先例愈來愈

多，持久戰便開始拖得愈來愈長。法國就這樣讓士兵掃射著機關槍，派出眾多兵力，再為這些士兵補給彈藥和糧食，最糟糕的戰事一直持續到了第四年。但還是得撐下去。因為無法離開，也更不可能再拖下去了。

　　想要打仗，就得擁有彈藥和糧食才行。士兵的後勤補給是很嚴重的問題，一旦補給中斷，軍隊連一日都無法戰鬥。想要確保彈藥和糧食，就需要火藥和肥料，而要生產火藥和肥料，則需要硝石中的硝酸鹽。人們主要使用的硝石是稱為「智利Guano」的海鳥糞塊，而英國海軍從很久以前便透過海上封鎖阻擋這些戰略物資流出，因此長期來看德國是撐不下去的。而且英國還開發出一種叫「無煙火藥」（cordite）的物質，可用於子彈和大砲的發射。

　　德國也沒有坐以待斃。既然英國要生產無煙火藥，就一定需要丙酮，而丙酮的原料主要來自德國生產的礦石。德國也將其訂為戰略物資，規定英國不得進口這種礦石。英國一定也快撐不下去了。原本在智利生產的硝石現在也幾乎要見底，要是連無煙火藥都沒了的話，英國要用什麼來發射子彈呢？離機關槍消停的日子不遠了，德國人認為只要擋下丙酮出口就沒問題了。

　　然而英國卻成功自行生產出丙酮，猶太裔生化學家哈伊姆·魏茨曼（Chaim Weizmann）已經研發出用砂糖產出丙酮的方法。戰爭開打前還不認為這有什麼意義，但隨著戰事拉長，再也沒有比這更好的方法了。只要適度讓砂糖發酵，就能源源不絕製造出丙酮，甚至還會同時產出乙醇。能夠同時生產酒和火藥的技

術，還有比這更厲害的嗎？英國瞬間解了燃眉之急，現在急的那方換成德國了。他們沒有海鳥糞，要怎麼做出火藥和肥料呢？原本以為英國會急得跳腳，但現在卻是德國跳腳了。問題被丟回德國這邊，沒接好就完了。

不過德國卻成功利用空氣生產了火藥和肥料。他們靠的是被譽為人類史上最厲害的發明之一 —— 哈伯法。由正規化學家弗里茲・哈伯（Fritz Haber）開發出來的哈伯法，是利用可由空氣中無限量供應的氮氣和氫氣生產出氨氣的技術。之後將氨氣氧化，就能產出比海鳥糞品質更好的硝酸鹽。竟然能在實驗室裡重現部分植物的根瘤或細菌內部發生的事，哈伯的確是個天才。從此，再也不用為開採臭鳥糞將工人送往智利，也不必為了偷偷運回蒐集來的鳥糞，動輒得看英國海軍的臉色。歷經100萬年才好不容易累積下來的海鳥糞，也在十多年內就面臨枯竭。

當然因為哈伯法是高溫、高壓反應，想要大量生產不是沒有限度的。這時高溫、高壓反應的專家 —— 卡爾・博施（Carl Bosch）便出馬解決了問題，這就是哈伯法進化為哈伯—博施法的歷史瞬間。他們以這次革新為基礎，在萊茵河流域大規模興建工廠，開始無限量生產火藥和肥料，那是在第一次世界大戰開戰後不久的事。這些火藥和肥料被送到德國的西部戰線，供應給心中正想著投降回家的德國士兵。戰爭就這樣被賦予了額外的時間。

隨著戰爭拉長，原先一直中立的美國也宣布參戰。早先只在大西洋的另一端販售物資獲取利益的美國，決定直接參與戰爭。

所以他們從全國各地召集新兵、進行訓練、接著在訓練結束後，就把人集結到紐約和波士頓港口，再橫越大西洋便沒問題了。十天之後，美國的士兵就能投入歐洲戰線，可以再打擊一下比想像中撐得更久的德國。但這些士兵卻生病了，還病得很重。

要是爆發嚴重傳染病，首先必須掌握病人的動線，加以追蹤並透過適度隔離阻止疾病擴散。要是有治療藥物或疫苗，那就會有更多好牌能打。但1918年的時候，美國卻大膽派出了為西班牙流感症狀所苦的美軍部隊。他們太小看這個病了。這個決定成為了西班牙流感急速擴散至歐洲全境的契機。

站在未參與第一次世界大戰的角度來說，西班牙的確很冤枉。只不過是為了阻擋疾病的傳播，自由報導了戰爭中流感猖獗的情況，就讓這種病自此被冠上「西班牙流感」的名稱。真正讓西班牙流感擴散出去、參與戰爭的那些主要國家卻因為打仗的關係沒有進行報導。的確，要是投入戰爭的士兵在戰鬥前就病逝的報導真的刊登出來，有哪個國家的年輕人還會自願參軍呢？當時可是撐下去才贏得了的第一次世界大戰哪。

西班牙流感經過一個階段的突變後，變得更加強大了。一般的流感致死率在0.5％左右，西班牙流感則呈現2％的致死率。而在這種病擴散得更嚴重的四個月之後，出現了致命的突變──致死率提升到6％。考慮到它已經超過新冠肺炎1％的致死率，就很容易想像當時的西班牙流感究竟有多恐怖。而且現在有疫苗、加護病房，也有可以治療的藥物，但1918年連抗生素都還沒有。雖然有很多人死於西班牙流感本身，但有更多人是在器官

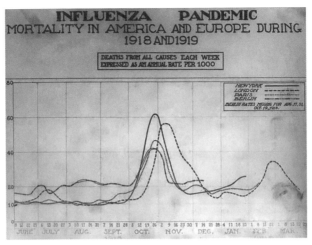

西班牙流感當時的死亡率變化

衰弱之際死於肺炎菌引發的伺機性感染，這是所謂時代的侷限
性。

　　根據一篇發表於2010年的論文，美國陸軍參與第一次世界
大戰的400萬人中，有100萬人以上得到西班牙流感，其中據說
有3萬人死亡。美國海軍的比例也很相近，參戰的60萬人中有
10萬人得病，而死亡人數超過5000人。這還是相對抓得保守的
數字。考慮到輕症的病人已經被排除在外，美軍實際感受到的恐
怖想必大到無法想像。其他文獻也認為美軍因西班牙流感犧牲的
人數有4萬人左右，所以這個程度的數字應該是差不多的。而第
一次世界大戰時死於交戰的美軍人數據推算有6萬人左右，可以
稍稍體會那些愛國心燃燒的年輕人感到多麼空虛。然而就算因戰
鬥而死的人是死在戰場上，西班牙流感卻在與戰爭毫不相干的地

方虐殺著人類。這是全世界都在發生的大問題。

冤枉的「流感菌」

　　不管什麼問題，解法都是一樣的。把肇因消除就好了。導致西班牙流感的起因會是什麼呢？早在西班牙流感出現的20年前，冰天雪地的俄國就出現過大規模流感，我們將其稱為「俄國流感」。俄國流感開始大流行後，當時醫界為了找出病因，便使用了最新的顯微鏡和培養技術，結果他們在俄國流感病人的支氣管中發現了可疑的細菌。於是這種細菌被命名為「流感菌」（*Haemophilus influenzae*）。發現的人是一個厲害的德國病理學家 —— 李察・菲佛（Richard Pfeiffer）。雖然是年紀僅僅38歲的年輕學者，但他對斑疹傷寒和毒素的研究已經堪稱世界級的權威了。菲佛研究了鼠疫、白喉、破傷風等，之後獲提名為諾貝爾獎候選人的北里柴三郎也參與了他的研究。而在他們身後，全世界最頂尖的細菌學專家羅伯・柯霍則以其老師的身分站穩了腳步。

　　一般像這樣訴諸權威的時候，常常都會出點什麼差錯。雖然菲佛的確檢測出了「流感菌」，但他也確認了將這「流感菌」接種至其他健康個體時，並不會使個體得到流感。然而1890年代的熱門話題就是細菌，基本上學界的定論便是大部分的疾病源自於細菌或寄生蟲，這是因為當時顯微鏡能觀測出的極限就只有這樣。病毒是相較於細菌小上許多的個體，病毒的真面目直到1935年才透過電子顯微鏡向世界公開。一想到病毒的培養步驟更是繁雜，好像就能理解1890年代的人為什麼會搞錯俄國流感

的起因。菲佛本人也曾表示，接種「流感菌」後沒有發病，是因為某個未知的特殊理由。除此之外，當時並沒有別人能挑戰他們的權威。

菲佛的發現也違背了他們原本支持的「柯霍氏假說」（postulate of Koch）。柯霍氏假說規定，若要確認特定細菌是某疾病的病因，就要在感染的個體身上分離出細菌，予以培養後重新接種至健康的其他個體，而該個體必須因此染上同樣的疾病。必須經歷分離、培養、接種及發病，以及最後檢出的過程，才能說是不容挑戰地找到了疾病的原因。柯霍氏假說在歷經100年後的現代仍然廣受肯定。

而實際上為了滿足柯霍氏假說，現在也有許多病理學者在培養細菌、更換培養基，飼養著許多動物。1984年，貝瑞・馬歇爾（Barry Marshall）主張幽門螺旋桿菌（*Helicobacter pylori*）是胃潰瘍的病因，為了證明此事，他甚至親口喝下了菌株，十天之後確診胃潰瘍。連同他的同事羅賓・沃倫（Robin Warren），這兩人於2005年獲得了諾貝爾獎。柯霍氏假說已經成為堪稱「柯霍定理」般的權威性法則。然而菲佛的「流感菌」無法滿足其條件，卻因為發現的人有權有勢，於是被公認為流感的病因。

隨著時間過去，人們對於菲佛的「流感菌」累積了許多疑問。首先，在其他個體身上也能觀察到「流感菌」的蹤跡，但他們卻是和流感毫無關係的健康個體，而且「流感菌」也不是在所有流感患者身上都檢測得到。學者開始一點一點感受到這種細菌可能被汙名化了。

但是「流感菌」為什麼會在那裡？從結論開始說起，這種細菌和流感並沒有關係，只是在侵蝕衰弱的支氣管時被人冤枉了而已。但當時沒有任何人能提出其他替代說法 —— 如果不是「流感菌」，那麼引發流感的是什麼？要是答不出這個問題的答案，就沒辦法進行討論了。事實總是會取得勝利，但有時候贏得太晚了一點。

恐慌

結果這無辜的細菌在1918年西班牙流感猖獗時被歸為邪惡軸心的一部分，成了全世界知名醫學家們的箭靶。西班牙流感的病人到處都是，只要將病人支氣管中的那種細菌取出來培養，抑制其毒性後就能製成疫苗。這種過程雖然不簡單，但人們一直期待著只要多換幾次培養基，多培養幾次就能找出「純流感菌」。要是真的沒辦法，可以加熱或添加化學物質把細菌殺死，之後就能得到「流感菌死菌」，一樣能用來製作成疫苗。那麼透過純流感菌或流感菌死菌做出疫苗之後，想必能在第一次世界大戰地獄般的持久戰中，將戰況扭轉為更有利的情勢。

當然，從培養的第一步開始就處處受阻。原本就有很多西班牙流感病人身上檢測不出這種細菌。向學界報告後，卻得到「這種細菌培養過程本就繁複，講求高水準精密度」的意見。但全世界接二連三發生類似問題，很多人在持續驗證後開始覺得這「流感菌」或許不是引發西班牙流感的原因。這種想法開始蔓延開來，最後菲佛也開了金口，說自己也覺得怪怪的。他只觀測到

51.6％的檢體中有這種菌，其餘的檢體則沒有。在菲佛把姿態放低之後，所謂的「流感菌」理論也失去了根據。

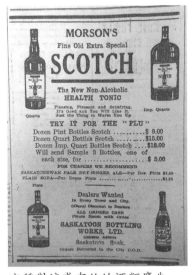

宣稱對流感有效的酒類廣告

　　權威不再以後，冒牌貨也隨之日益猖獗。對於治療流感的希望消退之後，人們開始把注意力投向自然療法，於是便出現了許多誘惑眾人的不實廣告。有人說大蒜汁有效，也有人依賴奎寧或水楊酸等其他藥物。甚至有部分公司宣稱喝酒能有效抑制流感，打出各式酒類廣告。

　　雖然西班牙流感讓許多人犧牲，並使更多人跟著受苦，但也有很多人趁機發了一筆橫財。現在的新冠肺炎時代也正在發生類似的事情，但想做出睿智的判斷並非易事。那時的情況甚至連1800年代後半消失的壞空氣理論，也就是「瘴氣（miasma）說」都被重新提了出來。這個理論說許多疾病皆因空氣變糟而起，雖然一定會有人認為原因應該很類似，但這個理論本身完全錯誤。看來大致相似的東西，其實只有在看個大概的時候才看起來像而已。如果要用瘴氣理論來研究治療方針，那麼也只會被帶往莫名其妙的治療方向而已。總之應該要找出病原體，並想辦法加以消滅才是。

　　流感真正的病原體是病毒。要是早點研究出來不知該有多好。但1918年是個戰爭無止境延長，且人們正被西班牙流感弄得半死不活的時候。要透過發展基礎科學找出原因、找到解法，時間實在太緊迫了，當時的基礎技術本身也很糟糕。何況病毒很強大，致死率會因為突變而升高，傳播速度也沒有因此變慢。美國非常後悔過去小看了西班牙流感的決策，開始強調戴口罩、隔離病人和洗手。雖然他們禁止不戴口罩搭乘大眾交通工具，也推動強力的封鎖政策，但社區感染早已向外蔓延。全世界推估共有5億人感染西班牙流感，且據估算有2000萬人因此喪命。1918年的秋天到冬天，韓國人口有40％感染西班牙流感，其中有14萬人死亡。被殖民已經很委屈了，居然還遇到原因不明的瘟疫。當時的情形究竟有多辛苦呢？

　　但在兩年之後，西班牙流感就像海市蜃樓般失去了蹤影。沒有治療藥，也沒有疫苗，就這樣消失了。只能推測大概是感染的人太多，所以自然而然產生了集體免疫效應。

阻止突變吧

　　擋下西班牙流感的並不是人類，是它自己消失了。那還是可能捲土重來不是嗎？在俄國流感來過，西班牙流感又再次到來之間，經過了20年，但下一次流感不曉得什麼時候會再發生。總不能在同個地方又跌倒一次吧？但西班牙流感卻不是我們能與之抗衡的對手。連病原體都不知道，又要怎麼戰勝它？

　　到了1920年，雖然第一次世界大戰和西班牙流感在相近的

時期告終，但這兩者的重量是不一樣的。第一次世界大戰不管怎麼說是人類的事，無論條約怎麼訂，總之能靠一紙《凡爾賽條約》畫下休止符。而雖然不知道西班牙流感何時會再回來，人們卻希望能像批准條約一樣，為西班牙流感立下明確的終點。但有可能嗎？大自然很偉大，同時也很危險。

　　人們至少想先準備好備用對策。導致西班牙流感病人實際死亡的，是併發症之一的肺炎。說到肺炎，與之相關的細菌已經明確找出來了。細菌學之父羅伯·柯霍於1882年報告了肺炎菌的存在，並經過許多後續研究驗證完畢。只要克服肺炎，不就能勉強降低一點死亡率嗎？只要能活下來，人類的身體就能贏過病毒，因為我們擁有免疫系統。

　　艾利·梅契尼科夫（Élie Metchnikoff）於1908年藉著研究免疫系統中的吞噬細胞得到諾貝爾獎。而愛德華·詹納（Edward Jenner）利用種痘法開發疫苗則是1796年的事。不管病原體是什麼，總之1918年的時候，人們對於免疫也是有一定的信賴。一般認為只要能擋下肺炎，就還有勝算。但要如何阻擋肺炎呢？最早可依現代定義稱為抗生素的砷凡納明（Salvarsan），雖然早在1910年就已在市面上販售，卻只對治療梅毒螺旋菌有效，而且副作用很嚴重，這時幾乎已經不再使用。而盤尼西林雖然對肺炎球菌有效，但這個時候還沒開發出來。問題幾乎可以說是無解。

　　此時針對肺炎菌殺傷力進行研究的人是弗雷德里克·格里菲斯（Frederick Griffith）。當年透過顯微鏡和動物實驗，已知肺炎菌可依外型和殺傷力區分為兩種型態。然而格里菲斯卻利

用他著名的轉型實驗證實了這兩種肺炎菌就像海德和哲基爾[4]一樣，是可以互相轉換的。從現在的觀點來看，這個實驗因為成了DNA是遺傳物質這件事的有力後盾而青史留名，也因此出現在高中教課書中，但嚴格來說，實驗的目的比起證明遺傳物質存在，更關注的重點是要找出能降低肺炎菌殺傷力的辦法。格里菲斯在1928年1月發表了一篇題目很短的論文：〈肺炎種類的重要性〉（The Significance of Pneumococcal Types）。

　　如果格里菲斯繼續研究下去，能不能找出轉型的原因，發現DNA正是所謂的遺傳物質，一舉將歷史向前拉動呢？這麼有實力且嚴謹的科學家，想必是會帶來一點影響力的。但他卻辦不到：格里菲斯於1941年4月去世，死於納粹轟炸機執行的倫敦大轟炸中。

流感病毒的發現與疫苗生產

　　知己知彼，百戰不殆。隨著時間過去，流感病毒的真面目終究還是被揭開了。1890年代起，人們已經開始明白病毒會引發疾病；進入1930年代後，流感的起因是病毒這件事也被公諸於世。再來就是培養的工作了。要培養病原，才能做出疫苗。不同於隨便就長得很好的細菌，病毒的培養非常講究，困難重重。為了培養病毒將其接種至動物身上會遇到許多難處。因為在人類身上能生長無礙的病毒，常常換到動物身上就長不了了。就算能夠生長，在動物身上的生長速度也比較慢，所以需要在培養上下許多工夫。萬一接種到狗身上，卻被狗咬那就完了，再怎麼會養狗

的人也可能被咬。另外還有倫理上的問題。

　　但無論如何，人們順利找出了解答。比方說，將病毒接種至雞的受精卵時，已經確認病毒會將受精卵辨認為活著的個體，在其中也能順利生長。而培養病毒的方式則改為取下部分動物組織細胞，將病毒接種在細胞上，用來取代接種在活體動物身上。這些學者的努力薪火相傳，完成了流感病毒的培養；1940年代初，終於用各種方法生產出以病毒為基礎的疫苗，成功上市販售。參加第二次世界大戰的美軍多虧有這剛開發出來的流感疫苗，才得以擺脫第一次世界大戰的西班牙流感惡夢。

　　而流感治療藥物開發出來，則是又過了50年的1990年代後半的事。吉立亞醫藥（Gilead）當時還是小型生技公司，身為其研究員的在日韓僑金正恩博士模仿病毒侵入人體的過程，研發出奧司他韋（oseltamivir）。奧司他韋跟在那之前所使用的抗病毒藥物比起來不僅效果卓越，還便於服用，所以受到很大關注；歷經妥適的研發後，這項技術被轉移給羅氏製藥公司（Roche）。羅氏將其上市販售時，用親切的「克流感」（Tamiflu）取代「奧司他韋」這個複雜的名字，我們則可以在需要的時候取得處方服用。以克流感的開發為基礎，羅氏在2009那一年間就將收益提高到3兆韓圓以上，吉立亞也賺到5000億圓的簽約金和每年1兆圓以上的特許權費用。他們也陸續系統化開發出C型肝炎、愛滋病等後續治療藥物，以一間專業的病毒治療藥物企業站穩腳步。現在的吉立亞已經不是小型生技公司，而是位列世界十大製藥公司的大企業，金正恩博士則當到了吉立亞醫藥化學部門的副

總經理。

現在我們疫苗和治療藥物都有了，那麼可以從流感中解放了嗎？很可惜，我們依然得年年打流感疫苗，而且還經常出現預測失準的情況，連到底要不要打疫苗都得每年煩惱一下。流感病毒可依血球凝集素（hemagglutinin, H）和神經胺酸酶（neuraminidase, N）等不同特徵蛋白質的變異來分類。據知 H 有 18 種，N 有 11 種變異。理論上應該可能發生 198 種突變（18×11種），而實際上這所有情況的突變並未全部出現，目前判斷應該有 100 多種突變。但 H 和 N 的突變數字也逐漸增加中，想必還會再發生新的突變。

這超過 100 個變種的致死率和傳播速度是有差異的。當然可以大致分為 A 型流感、B 型流感等等，但細節上也有所不同。發現流感病毒的時候也以為問題能就此解決，但各式各樣的流感病毒株系正無情嘲笑著我們魯莽的希望。那麼西班牙流感等致命的病毒，難道沒有重出江湖的疑慮嗎？

西班牙流感與生物戰劑

如前所述，流感疫苗在 1940 年代中葉以後被開發出來。但流感有各式各樣，沒有辦法確保哪種流感疫苗對西班牙流感病毒一定有效。哪天西班牙流感又輾轉重新在全世界猖獗起來時，我們有辦法好好防禦嗎？連現在都有許多人這樣擔心著，更何況是第二次世界大戰後？蘇聯就有 45 萬人死於西班牙流感，其中還有相當多的屍體凍在西伯利亞的平原下。如果蘇聯把那些屍體挖

出來，再分離出流感病毒會怎麼樣？1950年代已經是可以培養病毒和開發疫苗的時代了，要是蘇聯分離出恐怖的西班牙流感病毒，再只讓本國人民接種疫苗，之後把它當成生物戰劑拿來攻擊美國會怎麼樣？實際上蘇聯曾在轉瞬間製造出原子彈，證明自己國家的技術實力絕不亞於美國。雖然是後來的事，但第一個發射人工衛星到宇宙的國家也是蘇聯，不是嗎？

美國也對這種情況嚴陣以待。一旦開戰的話是有辦法應對，但如果是冷戰的話，狀況就不一樣了。再加上這種情況下的生物戰劑可能成為不對稱戰力，美國還須尋找擋下生物戰劑的辦法才行。那麼就要找到因西班牙流感而死的屍體。但都過了30年，要怎樣才找得到呢？天氣一熱屍體便會腐爛，而美國是比蘇聯熱得多的國家。

不過美國也不是沒有那樣的土地 —— 阿拉斯加。蘇聯當初因為沒有什麼用途而賤賣出去的阿拉斯加，正是美國的土地。阿拉斯加本就因為出產石油而聲名大噪，沒想到還有這種戰略上的用途。美國可以避開任何外交摩擦，任意派遣本國的研究員去盡情挖掘屍體，以確保留有病毒樣本。順利的話，搞不好還能先投入研究，反過來壓制蘇聯也說不定。最起碼能確保一項守衛本國的對策，現在就等著某人去執行了，需要一個願意站出來的英雄。

約翰·胡爾廷

約翰·胡爾廷（Johan Hultin），1925年生於瑞典，1951年

時他是個26歲的醫學系學生。他滿懷夢想來到美國愛荷華大學攻讀博士課程，不到兩年就得到和紐約著名病毒學家威廉・赫爾（William Hale）見面共餐的夢幻機會。「想找到西班牙流感的屍體，就要挖到永久凍土層才行。」胡爾廷在那個場合聽見這段話的瞬間，心裡忽然冒出一股莫名的使命感。這份使命感也化為他原本還茫然一片的博士研究主題。接著他不知不覺攤開了阿拉斯加的地圖，然後人就到阿拉斯加了。

胡爾廷抵達的地方以阿拉斯加而言也算北邊，正確來說是一個叫布瑞維格米申（Brevik Mission）的地區。那裡土壤貧瘠的程度跟許多人以觀光、休憩為目的造訪的安克拉治相比簡直是天壤之別。而一些人依然住在那塊土地上，也在那裡死去。西班牙流感侵襲時，那是個居民80人中有72人死亡的地方。根據當地風俗，要挖一個深2公尺左右的深坑用來埋葬遺體。現在只要確認是從此地挖掘出來的遺體，接著取下看起來相對完整的組織，密封之後再運送就可以了。

靠著附近大學生的幫忙，他成功找到了五、六具遺體。這也是需要當地居民協助才有可能完成的事。當然，胡爾廷表現出讓人願意協助的良好態度也有很大的貢獻。胡爾廷會去拜訪居民並真誠地提出說明，在可能毀損遺體的過程中也盡可能注重禮節。挖掘遺體之前，他還很有誠意地和當地居民一起舉行了追悼會。而後在挖出遺體重新埋葬的過程中，他還細心將毀損的棺木換成新的。這種誠意在日後對胡爾廷也有很大的幫助。總之當下從挖出的遺體分離出病毒是最重要的，但事情卻比想像中更複雜。費

盡工夫取得的肺部組織比想像中受損得更嚴重。

　　一般想到西伯利亞或阿拉斯加時，會以為土地好像是完全結凍，但其實並非如此。北半球一般都會有夏季，到了夏天，地就會融化，而人就住在那樣的土地上。就像現在把好幾顆冰塊放進冷凍室，也能觀察到它們不知不覺就結成一大塊，道理是差不多的。原本認為完全冰凍的地方也會週期性結凍後再融化。真的一整年都凍著的地方，人類是無法生存的。只要是埋有屍體的地區，必定會有一段時間是解凍的狀態。甚至胡爾廷在抵達布瑞維格米申前想要挖掘的其他兩個村落，都已經不屬於永久凍土區，只是普通的寒冷地區而已。

　　布瑞維格米申還算狀況比較好的，它被劃為永久凍土區，土地也有適度結凍，儘管如此這個區域還是會依季節和天氣稍微融化又結凍，如此不停反覆。這也難怪，既然有人居住，怎麼可能在冰塊上生活呢？人類又不是北極熊。試想一下就能輕易推導出來，能夠埋葬因西班牙流感病逝的人，就表示當時這塊土地沒有完全結凍。

　　每年不停重複這種結凍又融化的過程，人體組織保存的條件當然不會太好。細胞在融化時會產生冰晶，而冰晶會物理性地使細胞膜破裂，所以初期相對完整的組織到了挖掘時就已經毀損，變得比較沒有意義了。

　　都來到這裡了，胡爾廷也不能放棄。他取得看起來還堪用的樣本後回到了大學研究室，接著為了培養病毒而將樣本注入雞的受精卵中。如果病毒還活著，就會在受精卵內增生，那麼病毒量

便會增加，於是某一天便能夠取得足以進行分離和分析的量。根據胡爾廷的專訪內容，他那天興奮到無法成眠，隔天凌晨早早就進去實驗室上班。

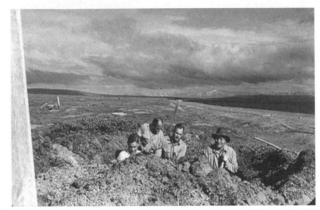

1951 年的挖掘隊與約翰‧胡爾廷（左一）

　　然而病毒並沒有增生。雞的受精卵彷彿什麼都沒發生一樣被擺在那裡，觀察不到絲毫變化。不屈不撓的胡爾廷也開始嘗試更直接的培養方式，利用天竺鼠、老鼠、鸚鵡等動物進行病毒培養。誰知道呢？搞不好達到條件病毒就會增生了。不過病毒依然沒有增生，看來這病毒的確是死的。

　　當時並沒有技術能用來分析失活的病毒。現在雖然有許多方法能使遺傳物質擴增，但當時能用的唯一辦法就是培養活著的病毒。而那其實也是一種極危險的方法 —— 萬一病毒外洩，西班牙流感可能會在大學實驗室重出江湖。所以如果現在要做這種實驗，只能在配有高精密設備的實驗室由專家進行才可以。各位可以想像電影中看到的那種實驗室就對了。胡爾廷其實完全沒有考

慮到這個層面，這樣看來他帶回的病毒不具活性，或許算是一種幸運也說不定。

胡爾廷最終沒有得到他想要的結果。病毒樣本明顯不是活的，但幸虧蘇聯的情況也差不多。埋藏完整屍體的永久凍土層並不存在 —— 能埋在裡面即表示夏天到來的時候也會受到毀損。當時地球上也不存在足以分析毀損樣本的技術。別忘了，那個時候是1951年，連DNA究竟是不是遺傳訊息都還在爭論當中呢。

刮目相看

幸好西班牙流感並沒有再次來襲，病毒也沒有被當成生物戰劑，用來動搖冷戰的體制。很多人在歷經時代變遷後，已經不再對西班牙流感感到恐懼，反而對癌症、愛滋病、高血壓等疾病更加關注。但並非所有人都放鬆了警戒：美國病理學研究所的傑佛瑞·陶本伯格（Jeffery Taubenberger）就仍在嘗試分離出西班牙流感的病原病毒。

隨著1989年改革開放風氣大盛，共產陣營瓦解，當下暫時沒了足以牽制美國的勢力。當然，那時候波斯灣戰爭等事件也陸續爆發，但都早早告終，反而成為讓美國霸權更加強化的契機。美軍病理學研究所的預算也自然而然面臨要被刪減的危機，幸好針對西班牙流感病原的大規模研究仍舊進行下去。作為一種生物戰劑，西班牙流感依舊是令人恐懼的存在。

1995年，陶本伯格打算將他在病理學研究所工作時累積的經驗都運用在堪稱「終極病毒」的西班牙流感上。但樣本要去哪裡

拿呢？已經過了80年，屍體上還能取得完好的病毒樣本嗎？就連50年前的阿拉斯加都沒辦法拿到那種病毒樣本呢。然而陶本伯格卻有恃無恐；過了50年，1951年的挖掘技術和1995年的技術等級是不一樣的。還有，這段期間遺傳基因等相關技術有了飛躍性的成長。

舉例來說，1993年聚合酶連鎖反應（polymerase chain reaction）獲諾貝爾獎表揚。這種方法利用的是一般稱為PCR的技術，連極微量的基因也能擴增，因此能讓後續研究得以順利進行。這就是新冠肺炎篩檢時我們不需要一直抽血的原因，以及之所以能鎖定華城連續殺人犯，也都多虧了PCR。這種技術是1995年的陶本伯格也很熟悉的。除此之外，因為累積了各式各樣流感病毒的資訊，就算只有一丁點西班牙流感的蛛絲馬跡，也有辦法識別出來。科學界已經不再像過去那麼傻了。

雖說如此，要取得那一丁點夠用的樣本也不容易。如果遺體遭到污染，除了病毒資訊會受破壞之外，其他微生物還會跑來擾亂研究團隊。至少得取得乾淨的病毒感染組織才行。但一方面技術足以有長遠的發展，同時年歲又實在過了太久。藏得滴水不露的犯人，對上想找出犯人的高科技刑警 —— 一場執著的追逐戰開始了。

羅斯科・沃恩（Roscoe Vaughn）這名二等兵的運氣不太好。為了參加第一次世界大戰，他進了設置在南卡羅萊納州傑克遜堡（Fort Jackson）的新兵訓練所，卻得了流感。原本以為只是單純的流感，但周圍有太多病重的病人，雖然想獲得適當的治

療，卻沒有什麼辦法能用。而二等兵沃恩在罹患西班牙流感僅僅一週之後，1918年9月26日便離開人世，令人惋惜。但沃恩原本差點要成為被埋葬的無名烈士，卻因為陶本伯格研究團隊堅持不懈的追蹤而在歷史上留名。他們從沃恩的肺部組織成功取得留有些許痕跡的西班牙流感病毒樣本。挖掘了100多具遺體、採集70多件肺部組織樣本，接著調查了13個病毒樣本後，才終於握住這一線希望。

羅斯科・沃恩的樣本也並不完美，雖然被污染的程度怵目驚心，但還留有一點可供分離的基因。當然，分析仍舊需要許多後續的作業。用合適的方式分離基因、擴增、和原有的數據比較之後，便發現這種致命流感病毒的特徵和過去人們已知流感病毒資料庫中的H1N1病毒一致，而這件事實就發表在1997年的《科學》（Science）期刊上。H1N1病毒是一種以豬或人類為媒介傳播的病毒。西班牙流感並不是一種禽流感，或也並非以候鳥為傳播媒介的疾病。雖然不知最初的病源來自人還是豬，但確實稍微透露了一點有關對策的線索。而密切關注這篇論文的人之中，有一個人直接聯繫了陶本伯格，正是約翰・胡爾廷。

時光流逝也不輕易消失的熱情

約翰・胡爾廷是誰？不就是26歲那年前往阿拉斯加想取得病毒樣本，卻因為永久凍土層的限制失敗的那個青年嗎？1997年，陶本伯格團隊震驚全世界的論文發表之時，胡爾廷已經是高齡72歲的退休學者。儘管退休了，他的熱情卻沒有消退。見到

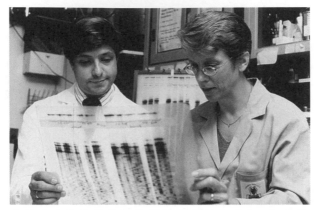

分析西班牙流感基因序列的陶本伯格（左一）和他
的同事安・里德（Ann Reid）

　　自己20幾歲時的夢想終於有人去實現，胡爾廷感到無比喜悅。

　　在胡爾廷看來，陶本伯格研究團隊的論文還不完整。雖然和
原有的100多件流感病毒資訊對照下，稱說此病毒是H1N1，但
二等兵羅斯科・沃恩的病毒樣本受損嚴重，而他們能確認的基因
序列不到140對。流感病毒的基因序列有高達1萬3500個以上，
以功能區分也存在八個以上的基因片段（gene segment），陶本
伯格只見到一種血球凝集素（H）的部分而已。這不幾乎算是盲
人摸象嗎？陶本伯格分析的血凝素基因雖然沒有錯，但他所下的
結論還是有可能出差錯。比方說西班牙流感病毒也可能是帶有
H1N1特定序列的新病毒，不是嗎？

　　一開始二等兵羅斯科・沃恩真的是得西班牙流感死的嗎？雖
然從許多前因後果來看，這樣的推測很合理，但要得出西班牙流
感就是H1N1的結論，還需要透過更多事例驗證。如果能找到其

他樣本來驗證，就可以提出更具有公信力的研究結果。

　　胡爾廷寫信給陶本伯格，提及自己1951年進行的計畫，並表示想要再次造訪那個地區，從埋藏的遺體採取樣本後轉交給陶本伯格。他在信中詢問對方是否有意願進行分析。當然從阿拉斯加得到品質良好樣本的可能性並不高，畢竟從前也失敗過一次，但已經到了挖掘技術變好、分析技術也發達許多的1990年代，至少會比美國本土取得的樣本更完整吧？

　　陶本伯格欣然同意，如果有好的樣本，就算是月球都得去一趟。陶本伯格回信表示會協助申請研究經費，希望能跟胡爾廷一起去。等研究經費審查完畢後就能執行，預計隔年能和胡爾廷一起進行挖掘作業。然而胡爾廷的回信卻寫了讓人意想不到的內容。他回覆：「下週可能太趕了，兩週之後出發吧。」意思是研究經費什麼的根本就不必，就算用自己的錢也要去。他的熱情發自內心。

　　胡爾廷做好準備之後，真的就在那年夏天自費前往布瑞維格米申。雖然26歲意氣風發的青年不知不覺已成為白髮老翁，但當年的那股熱情依舊。當地居民溫暖地接待了這位46年後再次造訪的老人。他之所以受到如此款待，是因為人們還記得他在1951年挖掘遺體時展現出的真誠與尊重。1997年那時協助挖掘工作的人，是曾目睹1951年挖掘現場的人的孫女。胡爾廷受到跨越時代的幫助，意義深遠。

　　胡爾廷在當地人協助下舉辦了追思會後，便開始挖掘遺體的工作。雖然從前沒辦法挖得太深，但現在可以挖深之後，出現了

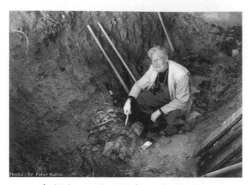

1997 年挖掘現場的約翰・胡爾廷

更完整些的棺木。他們在那口棺木中找到了推測約30幾歲，相對較豐腴的女性遺體。胡爾廷團隊將這具沒有名字的遺體命名為「露西」（Lucy）。

別忘了，就算是永久凍土層，到了夏天凍土還是會融化，而這是遺體毀損的主要原因。從露西身上取得的樣本會完整嗎？露西的遺體相較下有更多脂肪，而脂肪的冰點很高。也就是說，就算到了凍土會融化的夏季，溫度上升，變成適合人類居住的天氣，埋在土裡的露西和露西的脂肪仍然是凍著的。於是胡爾廷從露西身上四個地方取得疑似感染病毒的樣本，寄給了陶本伯格。為了避免運送中出意外，他將這彌足珍貴的四件樣本分別以不同方式寄送。

檢驗與確認

一拿到理想的樣本，陶本伯格毫不遲疑立刻開始進行分析，不久之後便確認了從二等兵羅斯科・沃恩身上取得的病毒，和露西身上取得的病毒資訊是一致的。從兩個毫不相關的樣本上得到了同樣的基因資訊，那麼兩者就是一樣的沒錯。從露西身上取得的基因資訊雖然也和羅斯科・沃恩身上的基因資訊毀損程度差不多，但對於辨認是否為同一種病毒則不構成什麼問題。既然確認

了西班牙流感的確就是H1N1，他們便將結果再次公諸於世。之後透過後續挖掘遺體和基因定序，八個基因片段的基因定序也全數完成。2005年，研究成果對外發表。這麼一來，人類便得以完整將西班牙流感病毒製作出來。

陶本伯格研究團隊以當下掌握的所有基因資訊為基礎製造出病毒，並將這個誕生自實驗室的怪物病毒接種到老鼠身上。時隔90年再度重出江湖、還分不清什麼狀況的病毒，若無其事地輕易把老鼠送上西天。這個病毒果然依舊恐怖。

在陶本伯格和胡爾廷的研究揭開西班牙流感的真面目後，因為各種疫病的關係，我們只得生活在恐懼之中。每當香港流感、SARS、MERS等傳染病爆發時，我們都擔心會演變成西班牙流感那時的情況，而在新冠肺炎肆虐後，這些恐懼似乎都成了現實，真是讓人唏噓。

在過去100年間，我們不停努力克服西班牙流感的創傷。過程中不僅基礎科學持續蓬勃發展，還經歷了得從公墓中挖出屍體的辛勞，甚至有人為此造訪了兩次阿拉斯加嚴酷的荒僻之地。正因為有這些努力，在面對新冠肺炎大流行的時候，我們才能以前所未有的速度開發疫苗、管理病人，也在研發治療藥物方面取得有目共睹的成果。然而不同於100年前，世界各地的距離變得更近了，病毒一樣也以不可同日而語的速度迅急橫越大陸，蹂躪著無辜的人們。過去100年的發展對我們是有利的嗎？還是對病毒有利呢？

很難說新冠肺炎究竟何時會終結，但有一件事我能明確斷

言。那就是如果有一天，我們能脫下口罩自由交流，正式宣布新冠肺炎結束，那都多虧了從西班牙流感學到的經驗，才走得到這一步。我又再次想起那些因西班牙流感而犧牲的人，以及追逐著病逝者蹤跡的人。

　　2022年1月22日，胡爾廷以97歲高齡在自宅去世。在此向他的勞苦功高與無比熱誠致上最高敬意。

目前病毒治療藥物的成效究竟如何？

出乎意料之外，目前幾乎沒有什麼能治療病毒的藥物。雖然感冒也是由病毒引起的，但感冒藥卻無法殺死病毒，只能幫助減緩症狀，等待我們體內的免疫細胞將感冒病毒消滅而已。時間大約是一週，跟感冒復原所需的時間差不多。但若是一週都沒辦法好的病毒疾病，我們也不能總是坐著乾等，那樣會死的。所以對於症狀嚴重的病毒感染疾病，人們仍嘗試要研發藥物，但並沒有想像中容易。

首先病毒非常小，能攻擊的點也很少。跟病毒相比之下，細菌有細胞膜，表面也有許多蛋白質，還具有基因，因此算是有許多能作為攻擊目標的部分。但病毒介於生物和非生物之間，僅僅靠自己的遺傳物質和最少量的蛋白質就能無限增生，因此很難著手攻擊。

幸好人類在研究病毒100多年之後，製造出部分疾病的病毒治療藥物。與其說是治療藥物，其實是抑制大部分病毒增生，最後仍交由免疫細胞將病毒殺死。但從更長遠的意義來看，的確是產生了治療效果，因此統稱為治療藥物，在此稍加說明。

正如本章中提到的，流感病毒可以用克流感來對付。它被開發出的機轉是可以抑制流感病毒在增生過程中需要的蛋白質。2019年，韓國正式許可一種能抑制病毒基因增生的藥物，名為「Xofluza」，這是繼克流感開發出來20年後的第一種流感藥物，因此深受注目。跟一天兩顆、得乖乖連續吃上五天的克流感比起來，Xofluza只需要投藥一次，服藥方便性大幅增加。另外C型肝炎的治療藥物也開發

出來了。進入2010年代，人們開發出能直接攻擊C型肝炎病毒的革命性藥物。現在只要治療三個月，就有高達99％的治癒率，的確是一大革新，其中對於此病毒特性的基礎研究發揮了最關鍵的助力。2020年的諾貝爾生醫獎便頒給了進行這種研究的三位學者。

　　B型肝炎治療藥物跟C型肝炎相較下，開發得較晚，雖然很難完全康復，但服用藥物能將病情調整到能夠控制的水準。比起治療的藥物，對付B型肝炎反而更傾向仰賴疫苗。C型肝炎因為是RNA病毒，有許多突變，所以要研發出疫苗也相對困難。但是B型肝炎是DNA病毒，突變相對較少，較容易開發疫苗。現在會盡可能讓孩童從小就接種B型肝炎疫苗。B型肝炎相關的研究也曾獲頒諾貝爾生醫獎，是在1976年的時候。

　　而愛滋病也有許多治療藥物了。現在愛滋病已經成為只要控制得宜，就能平安生活的疾病。不過，想完全治好愛滋病毒HIV極為困難，目前為止僅出現過兩個痊癒的例子。但這兩人並非因為藥物治療成功，而是為治療白血病，在骨髓移植的過程中痊癒的。他們算是特殊情況。原本是同時罹患白血病和愛滋的絕望案例，但卻幸運因禍得福。少部分歐洲人具有愛滋病毒無法侵入的突變基因，既然有人為了治療白血病接受骨髓移植，醫療單位便想嘗試移植這些擁有突變基因的人的骨髓，或許有可能治好愛滋病。於是2006年和2019年分別在柏林和倫敦，出現了愛滋病痊癒的案例。然而，骨髓移殖需要滿足許多條件，這種治療方式很難當成普及性的治療法。

　　以普遍的病毒治療藥物而言，干擾素（interferons）是一種曾受到一時矚目的物質。1950年代中葉，日本和英國的研究團隊曾各

自發表：感染流感病毒的受精雞蛋不容易感染其他病毒。研究團隊想知道感染流感病毒後發生了什麼事，於是打算分離受精卵所分泌的物質，以進行後續研究，但這項作業卻非常困難。

先從結論講起，它會分泌一種稱為「干擾素」的免疫激素，增強免疫力，因而不會感染其他的病毒。但這種干擾素只有極微量，以當時的技術而言不容易檢測出來。不過有許多學者都在進行相關研究，最終還是分離出導致此現象的干擾素，並將結果公諸於世。自此便陸續有類似干擾素的其他物質出現在研究報告中，而像干擾素那樣能直接作用於免疫系統的小分子蛋白質，都被分類為細胞激素（cytokines）。

干擾素頓時受到了強烈關注。細菌雖然可以利用盤尼西林等抗生素置其於死地，但對抗病毒則從未有過這種物質。然而干擾素登場了，只要干擾素增加，就不會染上其他病毒。此外，也不需要像早期實驗那樣得先使實驗對象染上危險的流感病毒，只要在外部製造好干擾素再注入體內，就不會感染其他病毒了。到了1980年代，人們開始擁有生產干擾素的技術，能將病毒趕盡殺絕的「病毒界的盤尼西林」終於登場了。

在這種期待之下，1980年代的遺傳工程熱潮揭開序幕，人們進行了許多後續研究，而干擾素至今仍廣泛用於病毒的治療。新冠肺炎剛開始肆虐時，干擾素治療也曾有人提起。然而干擾素並沒有成為「病毒界的盤尼西林」。它有個最關鍵的副作用：會過度活化免疫系統，這本身就是一大問題 —— 急性發作時會引起「細胞激素風暴」（cytokine storm），在一天之內就能殺死一個健康的青年；而慢性

發作時，則會導致關節炎等嚴重症狀，讓病人和醫療團隊不知所措。

　　雖然是為了提高免疫力而使用干擾素，但免疫力提高後卻會產生副作用，在這矛盾的情況下，眾人對干擾素的期待也逐漸降低。但面對依然難解的病毒疾病，我們仍然會使用干擾素，而技術也逐漸提升。一如往常，人們總是在尋求下一個答案。

第三部　戰爭遺留之物——禮物與帳單

第7章

大陸封鎖、阿斯匹靈 與泰諾止痛藥

戰鬥的瞬間：特拉法加海戰

何瑞修・納爾遜（Horatio Nelson）海軍上將發出了信號。於是27艘英國艦隊配合司令艦的信號，大膽排成兩列縱隊，朝法國和西班牙聯合艦隊的中間突進。這時是1805年10月21日，特拉法加海戰揭開了序幕。

為了征服英國，拿破崙聯合西班牙艦隊想確保他們在海上的競爭力。就算無法贏得海戰，只要讓自己的軍隊從多佛海峽上岸，拿破崙就有自信征服英國，因此他在培訓海軍上付出了極大心力。況且只要讓英國海軍的注意力分散一天就夠了，可能也不是什麼無理的要求吧。

但那的確是個無理的要求。英國海軍在一天之內就擊潰了法國野心勃勃部署的法西聯合艦隊。法西聯合艦隊的33艘船中有21艘被英國艦隊扣押，連聯合艦隊的艦長也遭俘虜，吃下恥辱的敗仗。另一方面，英國艦隊的船無一沉沒，也沒有遭到俘虜。

不過艦隊指揮官納爾遜上將不幸死於這場海戰。

當時納爾遜將自己的艦隊編為兩列縱隊，選擇正面突破敵陣。為了發射位在側面的大砲，那時一般的海戰在戰鬥時會將船排成橫列，相互射擊砲彈。但居然選擇直直插進來？從法西聯合艦隊的角度來看，這個情勢就彷彿敵人站在自己的大砲面前一字排開一樣，等於是把攻擊的順序先讓給了我方。考慮到戰鬥中的進攻先機有多麼重要，就能明白這絕對是個大好機會。但如果錯過這個機會，英國艦隊就可能從中央貫穿他們的陣勢，朝兩側發射大砲，使法西聯合艦隊全軍覆沒。

不過納爾遜上將非常有自信，他認為聯合艦隊追不上他們突擊的速度。想在搖晃的船上精準發射大砲也並不容易。他覺得法國大革命後倉促組成的法國艦隊和衰敗的西班牙艦隊不可能擊中自己的艦隊。實際上面對英國艦隊的快速突擊，聯合艦隊連個像樣的大砲都沒射出去，就把這從天而降的大好機會拱手讓人了。戰鬥就此結束。

特拉法加海戰以後，拿破崙便放棄以武力征服英國。之後為了準備長期戰，他展開經濟封鎖，隔年便宣布啟動大陸封鎖。這同時也是新的止痛劑 —— 阿斯匹林宣告登場的開始。

大陸封鎖與止痛藥短缺

1806 年 11 月，法國拿破崙發表的大陸封鎖原則非常簡單：「誰都不准跟英國貿易。」而英國是這樣回擊的：「誰都不准跟法國貿易。」英國干涉了歐洲所有商船和法國之間的貿易。雖然

一開始只有增加關稅，但之後演變成禁止交易。像這樣互相封鎖的禁令，哪一方會更受打擊呢？是法國。英國在海外擁有廣闊的殖民地，還有工業革命換來的便宜工業產品，最關鍵的是他們擁有強大的海軍。原本海軍就不強的法國，又該如何封鎖海上呢？再說一次，那個時候的大海比起陸地運輸更方便，在當時被認為是一種近乎高速公路的途徑。但因法國和英國的經濟戰爭受害最深的，卻是其他的國家。部分國家瞞著法國偷偷和英國互動，爭取到喘口氣的時間，但德國（當時的普魯士）因為海上貿易不發達，所以連這種私下貿易也難以進行。

在這種情況下，德國將金雞納樹皮粉的庫存都用光了。那個時代的人將金雞納樹皮粉當成退燒藥使用。嚴格來說，金雞納樹皮粉雖然是治療瘧疾的藥物，但人們發現它能夠解決瘧疾的高燒情況，便在有其他發燒症狀時也用了金雞納樹皮粉。請記得當時是沒有什麼其他退燒藥的年代，隨著退燒藥的需求增加，德國的學者便開始尋找能代替金雞納樹皮粉且易於供給的退燒藥物。認真將文獻翻找一番之後，他們讀到了1763年的紀錄：一個名為愛德華・史東（Edward Stone）的英國神職人員曾將柳樹皮的汁液當成退燒藥使用。在那之前這份紀錄只是被隨意翻看過，但在金雞納樹皮粉供應短缺的情況下，他們決定正式驗證其正確性，就這樣將就著把柳樹皮當作替代品。

拿破崙失勢後，雖然大陸封鎖解除了，但從南美運來的金雞納樹皮粉依舊昂貴。另一方面，柳樹皮則很容易取得。於是德國的學者便開始好奇柳樹皮中具有退燒效果的物質究竟是什麼。剛

好1800年代初非常盛行從藥草中分離出有效成分的研究。從鴉
片中分離出嗎啡，以及從金雞納樹皮粉中分離出奎寧，分別發生
在1804年和1820年。那是個在化學領域中相關機械研發出來，
制度上也隨著師徒制（apprenticeship system）的成熟，逐漸累
積許多技術訣竅的時刻。

　　1828年，德國慕尼黑的藥物學教授約翰・畢希納（Johann
Buchner）終於從柳樹皮中分離出具有退燒效果的主成分。他把
這個物質取名為「水楊苷」（salicin），然而分離的效率並不是太
好。不過在五年之後，海因里希・默克（Heinrich Merck）改良
了萃取法，水楊苷開始大為盛行。海因里希・默克原本在德國的
達姆斯塔特地區經營藥局，當時可說是推出了那間藥局的獨門祕
方。每個地區柳樹的樹皮中有效成分含量不盡相同，所以在萃取
過程中會出現純度差異，很多時候效果都難以預測。但只要確立
分離程序，就能保證得到純淨的有效成分，直接將有效物質存放
在藥箱裡，依患者體重調劑。在這之後，默克便將重心從醫藥品
販售轉為醫藥品生產，成功一手打造了現在製藥、化學公司的世
界巨頭 —— 默克（Merck）。

水楊酸

　　而水楊苷也再度進化了。1838年，年輕又野心勃勃的24歲
藥物學家拉菲爾・皮里亞（Raffaele Piria）在辛辛苦苦從柳樹皮
中萃取的水楊苷中加入酸，再加熱進行水解，經過氧化反應後分
離出以當時而言首次見到的物質。因為經過氧化，化合物會具

從珍貴的水楊苷製作水楊酸的反應

有酸性官能基，於是從水楊苷萃取的物質便被命名為「水楊酸」
（salicylic acid）。跟原本的水楊苷比起來，這種物質的退燒和陣
痛效果更好，所以某種程度上也可以用於關節炎，於是水楊酸變
得比水楊苷更有名了。當然也不是沒有缺點：這種化合物非常昂
貴。光是柳樹皮萃取液或水楊苷就已經很貴了，水楊酸則是附加
價值又更高的化合物，自然價昂。

　　價格的問題隨著1859年以化學方式合成水楊酸的方法廣為
流傳後，便完全解決了。德國化學家赫爾曼・科爾貝（Hermann
Kolbe）和他的助手魯道夫・施密特（Rudolf Schmitt）發表了
將石油產業的副產品酚加入簡單的試劑 —— 氫氧化鈉和二氧化
碳，再加熱就能合成水楊酸的方法。此事震驚了全世界。這個過
程之所以驚人，有三個原因。

　　首先，在那之前為了取得水楊酸，必須忍受尋找柳樹、剝下
樹皮、加入水和有機溶劑等，分離出水楊苷之後將其水解、進行
氧化反應的繁雜步驟。而化學家卻找出不需要經過這層層手續就

能輕鬆製造珍貴水楊酸的方法。將便宜的東西做成更好的東西，再高價賣出，這就是事業的本質，哪怕是藥物的生產也並無不同。這個方法問世以後，水楊酸的價格下降到原本的一成以下。站在相關研究人員的立場來看，假如價格像這樣下降，也能大幅提升研究的機會。研究經費總是不夠，古今皆然。

　　第二個理由，是當時化學技術貧乏的程度幾乎無法和現在相比。德米特里・門得列夫（Dmitri Mendeleev）提出元素週期表是在1869年，所以這是在對元素的基本特性都還不甚了解的時期所創下的壯舉，寫進教課書裡也不為過。今天我們將這個反應稱為科爾貝—施密特反應（Kolbe Schmitt），在一般化學考題中也經常遇見它。

酚　　二氧化碳　　　　　　　　　　　　水楊酸

利用便宜的酚生產水楊酸的過程

　　這個反應帶有的第三個意義，是它掌握了水楊酸的結構。在那之前，雖然大家不清楚其結構，卻拿來當藥物使用，只要有效就行了。但現在既然知道水楊酸的結構了，那麼只要帶入簡單的變化，就有機會將其改良為更好的物質。在那之前得要從自然，也就是柳樹所提供的物質中千辛萬苦分離出成分來用，而現在再也不用帶著剝柳樹皮的裝備出門了。只要去化學工廠或附設研究

所上班，研究該如何更動構造就好了。

乙醯水楊酸

　　菲利克斯・霍夫曼（Felix Hoffmann）就是這樣一個改變了水楊酸構造的人。1897年他在拜耳（Bayer）公司從事藥品開發，目標是找出品質良好的鎮痛劑。當時水楊酸是許多人都在使用的止痛藥，尤其為關節炎所苦的人更是會定期服用水楊酸。沒有其他物質比那更能減緩關節疼痛了。只不過長期服用仍有個不討喜的部分，就是這種藥很苦。不是一點點苦而已，而是非常苦，甚至苦到令人作嘔。而霍夫曼的父親也剛好有這樣的困擾，所以對霍夫曼而言，原本的公事變成了他的家事。

　　霍夫曼知道水楊酸曾於1853年被合成出乙醯水楊酸（accetyl salicylic），然而當時水楊酸是很難接觸到的物質，後續研究也尚未有任何成果。而且1853年製成的乙醯水楊酸不僅很難分離，從生產面來看也不容易再現，實行上存在難度。1897年8月10日，霍夫曼一心想要重新製造出乙醯水楊酸，於是他嘗試在水楊酸中加入醋酸酐（acetic anhydride），以更加簡單的方式成功分離出乙醯水楊酸。這個方法既簡單又安全，直到現在也是經常出現在高中或大學化學實驗課上的藥物生產工序。而他實驗筆記中記錄的1897年8月10日，則被當作乙醯水楊酸誕生的紀念日。之後拜耳公司利用霍夫曼合成的化合物，完成了1853年未能執行的動物實驗與臨床實驗，很快便確定這種物質在退燒、消炎、止痛方面，效果都比原本的水楊酸更加優秀。於是乙醯水楊

酸就這樣上市販售，而它也就是日後的阿斯匹靈。

醋酸酐

水楊酸　　　　　　　　　　　　　　阿斯匹靈

乙醯水楊酸的生成

　　阿斯匹靈是史上銷量最高的藥物。現在全世界年生產量超過4萬公噸，每年銷售高達600億錠以上。也就是說，全世界每人每年要吃十顆的意思。金氏世界紀錄也有記錄它是銷售量最高的藥物。1960年代，阿斯匹靈也會供應給太空人使用，美國和蘇聯兩邊都有供應。

　　為什麼阿斯匹靈會賣得這麼好？首先，阿斯匹靈比起其他藥物開發出來的年代更早──早在沒有其他退燒藥的年代就被開發出來，因此率先搶占了市場。泰諾（乙醯胺酚）則是到1953年才上市販售。但只因為歷史悠久，就能一直熱賣到現在的解釋有些牽強。相近時期研發出的巴比妥系列安眠藥佛羅拿（Veronal），或麻醉類的止痛劑海洛因都已經不再用於市售。有多少人會在100年後還購買現在開的車呢？一定是有其他的原因。

　　第二個原因是更為重要的理由──阿斯匹靈效果卓越，尤其對減緩發炎和痛楚有絕佳效果。它的另一個優點是沒有成癮

性。當然阿斯匹靈也有缺點，最大的
缺點就是可能引發胃腸道出血。但我
們終究找出了可長期服用阿斯匹靈的
方法。隨著時間過去，阿斯匹靈的機
轉也被研究出來；1982年，相關研
究還獲得了諾貝爾獎。就在研究阿斯
匹靈的同時，也一起解開了痛感的機
制，還有關於發炎和如何保護胃壁的
線索。儘管現在已經有許多比阿斯匹
靈更好的藥，但是阿斯匹靈已然成為
藥物的代名詞，我想它的權威地位還
會持續好一陣子。

戰爭與阿斯匹靈供給危機

Was Mond-Fahrer gegen Kopfschmerzen nehmen...

ASPIRIN rettet die Reise

ASPIRIN

Bayer

供應給太空人的阿斯匹靈

　　創下了如此佳績，同時是藥物代
名詞又是超級銷售冠軍的阿斯匹靈，其實也經歷過艱難的時期。
那是在第一次世界大戰的時候。藉由科爾貝─施密特反應將酚製
成水楊酸，再生產出阿斯匹靈的工序實在太過簡單，因此可以達
到很大的產量。但隨著第一次世界大戰爆發，這個工序的缺點
也逐漸顯露出來。問題正是出於來源物質 —— 酚。雖然酚現在
是只要聯絡製藥公司，在一天之內就能取得的石油產品之一，
但1914年當時，德國拜耳公司的酚大部分都要從英國進口。戰
爭開始之後，酚的進口自然而然出現問題。雖然嘗試透過從其他

國家進口的方式取得產自英國的酚，但那樣也不可能。英國將酚
視為戰略物資，祭出了特別管理的手段。因為酚是生產炸彈的原
料 —— 三硝基苯酚的來源物質。

　　將酚混合硝酸，再加入硫酸後加熱，就會產生出三硝基
苯酚。而三硝基苯酚的爆發力十足，被拿來當作火藥成分和
TNT、硝化甘油等一起使用，隨著第一次世界大戰爆發，對三硝
基苯酚的需求便日益增加。在這種情況下，是不可能將珍貴的酚
出口到敵國的公司的。然而在英國的酚出口受到阻撓的同時，火
苗便燒到了美國。

　　美國也很需要酚。美國直到1917年才決定站在英國背後參
與戰爭，1914年時則是明確的中立國。如果英國將酚輸出至美
國，那麼美國也有可能將酚二次輸出至德國。當然美國暫時是與
英國較親近的國家，當時美國的輿論也對英國很友好，但那只限
於情緒的層面，經濟上美國則是明確的中立。俗話說，有錢能使
鬼推磨。

　　美國當時也有個特別著急的人，就是發明王 —— 湯瑪斯‧
愛迪生（Thomas Edison）。他當時推出了留聲機，正準備進軍
市場，而留聲機的製造也需要用到酚。原本順利進口的酚突然
出現了供給問題，真是讓人鬱悶不已。雖然酚逐步而緩慢在進
口中，但因為供需法則的緣故，酚的價格變得居高不下。最後
愛迪生展現自己身為發明王的才能，成功在美國國內生產了酚
類。雖說需求是發明之母，但看到這般才能，除了感嘆他的過
人之外想不到其他的話了。不過他做太多了，一天就製造了12

使用苯酚製作炸彈的反應過程

公噸之多，這種程度的量就算全部拿來製造留聲機也還有剩。愛迪生只需要9公噸就夠了。就在酚的庫存逐漸累積的時候，愛迪生也成功找到願意收購的其他公司：由雨果・史懷哲（Hugo Schweitzer）負責的美國拜耳分公司；他願意以每天3公噸的量收購酚，並簽訂了契約，那時是1915年7月1日。

　　然而在一個月都還沒過完的7月24日，監視德國間諜活動的美國情報局發現愛迪生的酚透過史懷哲流向了德國。史懷哲向愛迪生購買的酚以當時價格計算高達130萬美元，用現在價值換算約為3000萬美元（約390億韓圓）。這些錢正是來自德國的資金，他們利用這些錢購買酚。當然這時美國依舊是中立國，因此在法律上並不構成問題，但是不支持德國的美國人卻開始責怪被史懷哲蒙在鼓裡的愛迪生。雖然愛迪生的合約很快就作廢，但那已經是酚流入德國之後的事了。

　　發生了這些事，使得拜耳公司在第一次世界大戰時也飽受批評。1918年，隨著戰爭結束，戰敗國德國的阿斯匹靈商標權被移轉至戰勝國美國的斯特林（Sterling）公司。為了取回商標權，拜耳足足等了76年；最後拜耳公司於1994年了支付10億美

金，才終於取回原本的商標權。

阿斯匹靈的極限與其替代品的出現

　　阿斯匹靈當然也不是完美的藥。阿斯匹靈最大的副作用是胃
腸道出血導致的潰瘍症狀。一開始可能是輕微的胃絞痛，但接著
胃壁逐漸受損、持續出血，最後就演變成潰瘍。再怎麼樣為疼痛
和高燒所苦的病人，只要經歷過一次阿斯匹靈的副作用，之後就
再也不會想正眼瞧它了。

　　進入1940年代，阿斯匹靈的另一種功效開始廣傳：它有增
進血液循環的效果。這對心肌梗塞或腦中風患者而言是很有幫助
的資訊。實際上，1950年代洛杉磯地區的醫師勞倫斯・克萊文
（Lawrence Craven）就曾為大約8000位病人開過阿斯匹靈處方，
並且提出報告，表示多年來沒有出現過一件心肌梗塞的案例。經
過正式臨床實驗之後，美國食藥署於1985年認可服用阿斯匹靈
有預防或治療心肌梗塞的功效。

　　但這種效果並不是只有好處。阿斯匹靈之所以有改善血流的
效果，是因為它會抑制血小板的凝結。如果像現在這樣接受必要
檢查後在妥善指示下服用，會是很不錯的藥物，這也是阿斯匹靈
能長久熱賣的主要原因。但對於不需要的病人而言，這種效果只
是個導致持續出血的因素，而且有許多長期服用阿斯匹靈的病人
都遇到胃腸道出血的副作用，使他們愈發感到不便。於是一些病
人開始等待新的替代藥物出現。1953年，泰諾上市了。

　　泰諾的背後有著曲折的故事。它原本可以比阿斯匹靈更早開

發出來，但在臨床實驗過程中出現了跟血液有關的致命性副作用，於是導致開發中斷。那是1893年的事。但隨著時間過去，人們發現導致副作用的不是主成分乙醯胺酚（acetaminophen），而是在生產過程中混入的其他物質。這就是它在早期就有人開發，卻是過了60年後的1953年才真正上市的原因。

或許是惋惜這白白流失的60年，泰諾一上市便攻擊性十足，大肆以廣告宣傳。隨著它副作用跟阿斯匹靈比起來很少這件事廣為流傳，泰諾穩定在市場上占有一席之地。阿斯匹靈會導致發炎相關的許多副作用，而泰諾卻可提供俐落的退燒和止痛效果，於是為阿斯匹靈所苦的人開始改用泰諾。不過泰諾當然也不可能是完美的藥，阿斯匹靈沒有，卻只有泰諾會產生的嚴重副作用開始出現了。

所有的藥都是毒，泰諾也一樣，吃多了就會死。如果你以為不會有人吃下的量多到足以致死，應該沒關係的話，那可就大錯特錯了。根據美國食藥署公布的數據，2019年約有5萬6000名病人因為服用泰諾過量被送到急診室，其中約有100人因此死亡。這是每年約有1億人服用的普遍藥物，在便利商店也買得到，但不表示很多人用就等於安全。幸好關於泰諾的副作用已經有許多研究，它最主要的副作用是容易傷肝。

泰諾的命運

我們的身體基本上會想要排出外來的物質。如果從一開始就使其無法吸收是很好，但已經進入體內的物質，就不得不先把它

送到排泄系統去。但像這樣要排出體外的過程中，我們的身體有時也會改變外來物質的結構。這種過程剛好就叫代謝，身體盡可能將外來物質轉換為可溶於水的物質，以利快速排出體外，這是演化出來保護身體的機制，就算是藥也沒有什麼不同。讓許多藥學家苦惱的正是這種吸收、代謝，和排泄的過程。因為不管我們把藥設計得多好，我們的身體基本上都不太會吸收外來物質，也會迅速將其排出去，甚至還會改變藥的結構，使這整個過程能更快速進行。

改變外來物質結構的工作主要是由肝酶負責。因為肝臟裡的這種酶不知道是什麼東西進入我們身體，所以會想把大部分的物質氧化後送出體外。人們在1950年代發現這種酶的存在，其檢測波長在450奈米（nm）時出現了足以確認的顏色，所以被取了一個雄偉的名字「細胞色素P450」（cytochrome pigment 450, CYP450），但在這裡我們稱之為氧化酶就好。

先假設我們吃了兩顆泰諾，這兩顆巨大的藥丸經過口腔、食道、胃和腸，逐漸溶化後釋放出1g的主成分乙醯胺酚，該成分在兩小時內會有90％被小腸吸收，往肝移動。因為化合物本來就小，人體可以順利吸收，然而發生問題的地方卻是在我們體內的出入境管理局 —— 肝。肝臟中的氧化酶一如往常會嘗試將乙醯胺酚排出去，如果只是排出其實不會有什麼問題。然而氧化酶卻忠實地將乙醯胺酚氧化後轉換為其他結構，而這轉換後的結構有強烈的毒性。

下圖這種乙醯胺酚代謝物很容易產生反應，容易與存在於細

乙醯胺酚　　　　　　　　乙醯胺酚代謝物

乙醯胺酚和其有毒代謝物的結構

胞內的其他蛋白質結合，甚至還是非常堅固的鍵結。如此結合之後，那些蛋白質便無法發揮原本的作用，而發生這種過程的地方就在肝臟裡，所以我們過量服用泰諾的話，會導致肝臟受損。

泰諾的適當用量

　　要吃多少才算是吃太多呢？最基本的用藥指示是不要一天服用超過4g。一顆泰諾含有0.5g的乙醯胺酚，簡單來說就是一天三次、每次兩顆是適量的，吃到第四次也還可以。但第五次就絕對不行了。一般藥局銷售的量是一包裡面有十顆，所以不可以一天吃完一整包。而雖然理論上可以吃到四次，但我個人並不建議這樣服用。

　　便利商店也買得到泰諾，但便利商店的泰諾一盒不是十顆，而是八顆。雖然是同樣的包裝、同樣的圖，但實際上容量稍有不同。在工廠生產時就已經區分出便利商店用和藥局用的產品了。便利商店的泰諾因為不可能有用藥指示，所以一開始就做成讓人無法服用超過4g的量，和藥局的有所區別。當然如果客人還是買了兩盒，那也沒有辦法。不可能連這種情況都能顧及。

　　所有的毒都是藥。泰諾傷肝的副作用雖然會造成問題，但如果是偶爾服用，而且一天用量遵守4g以下的標準，那麼它仍然是沒什麼問題的好藥。不過特殊情況下泰諾的肝毒性可能會增強，大致可分為兩種情況：

　　第一個是和緩釋錠有關的議題。緩釋錠指的是經過刻意設計，能緩慢釋出藥效的藥。泰諾緩釋錠原本是為了讓藥效更加持久而製作的，其中主成分乙醯胺酚的含量有650mg。不過因為發燒而服用泰諾的病人想要的其實是迅速降溫，雖然只要花時間等待就會退燒，但也有一些等不及的病人會選擇多吃幾顆。這種情況就會導致服用超過4g的問題。這就是需要藥局的用藥指示，以及病人自身也須注意的部分。這個議題使歐洲於2018年決議不再販售含有乙醯胺酚的緩釋錠。

　　第二則是喝太多酒的情況。我們的身體適應環境的速度很快，所以平常如果經常喝酒，那麼體內氧化酶的量也會隨之增加。意思是身體準備了更多氧化酶。當人在豪飲的隔天因為宿醉服用泰諾之後，就會產生更多有毒的代謝物。就算一天只服用4g以下，這些不懂得看狀況的氧化酶依然會努力工作，繼而對肝造成負擔。

　　1994年，任職於美國行政部門的安東尼歐・班乃迪（Antonio Benedi）依照建議用法在四天內連續服用泰諾，卻因為急性肝衰竭陷入昏迷。雖然一天只服用4g以下，卻依然造成肝臟損傷的理由，據說是因為他有喝紅酒的習慣，每天都會喝上三、四杯。他吃的泰諾藥盒裡並沒有針對這種情況標示警語。雖然按照製藥

公司的指示用藥，卻出了問題。他恢復之後，針對包裝未加上「平時有飲酒習慣者需注意服用」等警語向製藥公司提起訴訟，最後得到了將近100億韓圓的賠償金。這場訴訟過後，我們就開始在泰諾的包裝上看見印成黃色的警語：「每天定期喝三杯酒以上的人，請務必諮詢醫生或藥劑師後使用。」

甚至在2000年4月17日，日本埼玉縣還出現了利用這個副作用的毒殺事件。一個名叫八木茂的高利貸業者和他的情婦計畫詐取情婦丈夫相當於100億韓圓的身故保險金。為了殺死健康的丈夫並偽裝成自然死亡，情婦按照姦夫八木交代的方式每天讓丈夫服用酒和泰諾，持續了一年之久。這位毫不知情的全職藝術家丈夫，在一年慢性肝損傷的情況下進了醫院，幾乎就快可說是自然死的地步。不過幸好過程中八木被人發現從前也曾涉及類似的事件，警方便開始展開搜查。隨後八木、川村等事件相關人士遭到逮捕，終於使真相水落石出。那名可憐的丈夫也得以在醫院養病，活了下來。

只要適當使用泰諾，它可以是相當安全的退燒藥，而且它也能調劑為糖漿，從小孩到老人都能安心服用。但所有的藥必定都是毒，同樣對泰諾也不能掉以輕心。尤其人們在接種新冠肺炎疫苗後服用泰諾，也會擔心是否有過度服用的問題。來回顧一下一線藥局的反應——2020年3月，韓國在新冠肺炎疫情初期發生了口罩大亂，而2021年6月則有泰諾大亂。泰諾在適度服用時是非常優秀的藥，而接種疫苗過程中的不適或高燒症狀，既然無論如何必須解決，那麼泰諾就會是很好的選擇。但如果因為高燒不

退而心急地服用過量，那就可能引發很嚴重的問題，希望各位都要小心用藥。如果判斷自己經常喝酒，那麼服用泰諾之前也別忘了先諮詢藥劑師的意見。

阿斯匹靈是如何作用的？

1966年的《紐約時報》（*The New York Times*）把阿斯匹靈稱為「無人知曉的驚人神藥」。報導直指阿斯匹靈雖然已經上市70餘年，但人們卻連其作用機轉都不清楚的事實。但就在那之後，相關研究便開始蓬勃發展。阿斯匹靈的作用機轉可以概括為阻礙環氧化酶（cyclooxygenase, COX），降低前列腺素（prostaglandin）的合成，以結果而言便能減少發炎症狀。

發炎是我們身體自我保護的必要過程，也是免疫功能主要開始作用的階段，但那同時也是極為痛苦的過程。這種痛對我們而言是必要的警告，但對於痛感太過強烈的病人而言，很可能也非常惱人。用牙痛來舉例，一開始的牙痛可以解釋成好意提醒我們前往牙科，但如果看完牙醫仍持續發痛，那就令人心生厭煩了。都看過牙醫了，還繼續發送警告訊號有意義嗎？持續的痛感不過就像煩人的嘮叨一樣討厭。

產生痛感的過程雖然很多樣化，但主要涉及的機轉是前列腺素激發各種免疫物質的發炎過程。現在因為反覆牙痛而苦的病人其實不再需要前列腺素了，因為他們已經充分認知到問題的發生。那麼要減少前列腺素分泌的話，只要抑制生產前列腺素的過程就行了。當然前列腺素所帶來的發炎並不只伴隨著疼痛，那終究是保護我們身體的重要過程之一。但對於現在牙齒很痛的我們而言，這種教訓的意義不

大。

前列腺素是我們體內自主分泌的產物，有許多酶會參與它的生產過程，而COX（環氧化酶）則參與了初期階段。阿斯匹靈能藉由阻礙COX來減少前列腺素的產量，降低發炎反應，從結果而言能便能降低疼痛感。阿斯匹靈透過將「乙醯基」附著在COX上，使COX無法正常發揮作用，這就形成了化學鍵中最強力的共價鍵。阻擋COX、使前列腺素無法產出後，因發炎導致的痛感也會隨之減少。

但COX並不只有一種。它可分為好幾種，臨床上特別重視的是COX1和COX2，雖然是相似的酶，但作用的器官、功能和酶的外形則稍有不同。COX1是為了保護胃壁而生成前列腺素，而COX2則穿梭於我們身體各處製造前列腺素，並刺激痛覺。如果目的是為了止痛，只需要抑制COX2就可以了，但阿斯匹靈會一視同仁阻擋COX1和COX2，所以服用阿斯匹靈會導致胃壁受損。長期服用的話則會造成胃潰瘍的症狀。而近年來也開發出可以選擇性抑制COX2的藥物，多少能提供一點幫助。

藥局之所以有各式各樣的消炎止痛藥，是因為它們各自的效果不盡相同。而除了阿斯匹林之外，也有用途相近的退燒止痛藥 —— 泰諾。各位需要擁有足夠的智慧，才能配合個人的情況，選擇適合的藥物服用。

第 8 章

／

魔法子彈

橫越大陸的合作

已經做得夠多了。霍華德・佛洛里（Howard Florey）和諾曼・希特利（Norman Heatley）的心情五味雜陳。待在發霉的實驗室一起生活將近兩年的研究員們，也覺得現在到了該結束的時候。這是一間因為預算不足，連電梯都走走停停的實驗室。用勉強擠出來的預算雇用了六位助手，每週精煉500公升散發霉味的黴菌過濾液。等到成果出來的時候，感覺就能馬上改變世界。接受注射的動物還活著，因為敗血症瀕臨死亡的警官也有稍微轉好的跡象。在這艱難的時刻甚至發表了兩篇論文，也同樣是個奇蹟。自己想起來也覺得真是了不起的一段時光。

然而德軍令人厭煩的夜間空襲也不知道何時又會重新開始。製藥公司的生產設備被破壞得很嚴重，想生產其他的藥也很勉強。而其他的藥中沒有一種比得上他們研究的樣本，這一點佛洛里比任何人都清楚。身為牛津大學醫學院的病理科負責人，他是親眼見證現有藥物侷限性的人。所以他召集了眾人，開始執著於

研究黴菌。感覺現在只要再多努力一下就能看見終點，而且都知道方法了，非做不可。可是那個垂死又復生的警官最後還是死了。光憑實驗室生產的量還不夠，連一個病人都救不活，要如何改變世界呢？反而還有人更擔心德軍會占領倫敦，所以要求把機密文件銷毀。

希特利望著佛洛里的手。佛洛里手裡拿著小型事務包和一點點樣本。為了取得這些樣本，過去歷經了多少又哭又笑的日子？但是現在時候到了。領路人已經來了，外面也看得見飛機了。他們連忙搭上飛機，為了怕飛機被德國的航空網捕捉，小心翼翼決定迅速起飛。倫敦的天空逐漸遠去，而紐約的天空愈來愈近了。那是1941年6月27日的事。

在佛洛里和希特利前往美國三年之後，盤尼西林於1944年6月6日重回歐洲。不過這時候不只一瓶，而是以暴增為數百萬瓶之勢回歸。那天凌晨，參與諾曼第登陸的7萬3000個美軍士兵都深深受惠於這些裝在醫務兵急救箱裡的盤尼西林。對於要穿過機關槍組成的「殺戮區」（kill zone）、穿越地雷與地雷之間勇敢進攻德軍戰壕的盟軍先鋒隊而言，這算是小小的慰藉。之後他們與德軍交戰超過一年，在收復巴黎、接著進軍柏林的過程中，也等於比德軍多了一樣可以拿來戰鬥的武器。

戰後，同盟國的軍方家屬見到丈夫與兒子平安歸來，開始高喊「謝謝盤尼西林」，並理所當然認為研發盤尼西林的人會得到諾貝爾獎。這是戰爭結束後僅僅三個月內的事。但世界從那時開始改變了。盤尼西林的價格掉到僅剩千分之一，並開放民間使

用，而企業和學者也開始努力
想找到更好的抗生素。他們認
為盤尼西林是從黴菌而來，所
以翻遍了周邊的土地。接著他
們前往人煙稀少的蠻荒之處，
比方公墓、深海、熱帶雨林、
北歐的峽灣，甚至還翻找了復
活島石像的周圍，實際也取得

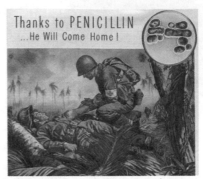

以盤尼西林治療傷兵的插畫

了一些成果。但可惜的是，同一時間抗藥性細菌的逆襲也正式啟
動了。

　　提到盤尼西林，一般常會說它是亞歷山大・佛萊明
（Alexander Fleming）偶然發現的藥物。但佛萊明在找到這種物
質前尋覓了十年以上，而後它被世人遺忘了十年，接下來再由其
他人進行了十年的追加研究，才終於開發成功。這樣的事實卻不
太為人所知。而「那幾個十年」之前，人類花了百年光陰和微生
物纏鬥的事，也一樣不曾被言及。

100年的時間

　　伊格納茲・賽麥爾維斯（Ignaz Semmelweis）於1847年在維
也納醫院擔任婦產科醫師。當時他所屬的維也納綜合醫院，從名
字就能大致猜到是地區最大的醫院，所以有許多孕婦紛紛前來就
醫。為了容納聚集在醫院的孕婦，他們將婦產科在兩棟醫院大樓
內擴大營運，但兩棟大樓之間的死亡率卻出現明顯差距，這是個

眾所皆知的祕密。第一大樓的死亡率是9.8％，第二大樓的死亡率是3.6％。死亡原因大部分是產褥熱。在不若現今生產能這麼順利的時代，產婦生產時陰道常會破裂，於是頻頻發生產婦感染，導致生產後高燒不止，最終因此死去的情況。

這種時候我們一般會去大醫院，但不可思議的是第一大樓明明更大，卻有更多人死亡。這種差距並非一時的，反而維持了很長一段時間。對於這種差異，孕婦之間也口耳相傳。真是奇怪啊。第一大樓的設備更好，甚至是由醫學系學生管理、產婦生產時也能直接參觀的實驗室。雖然偶爾會有學生實習，但一旁有醫學系教授嚴密監督，且應對也非常迅速敏捷。那些來實習的醫學院同學也是受過豐富訓練的學生。他們都是生產實習前進過解剖室，觸碰了大體並上完解剖課程的學生。這些學生對人體構造有著充分的理解。

但是賽麥爾維斯的想法不一樣，他認為這些醫學院學生正是危險的源頭。雖然現在的醫師在進入手術室前理所當然會先洗手，但當時的人對於洗手的文化還很不熟悉。所以醫學系學生會用摸過大體的手打開手術室的門，觸碰產婦的陰道。雖然這種衛生觀念令人驚愕，但當時就是那樣。希望各位不要忘記，路易・巴斯德（Louis Pasteur）經實驗後提出「生源說」，是在往後15年的1862年才發生的事。

賽麥爾維斯下令讓第一大樓的醫學系學生先用氯（chlorine）消毒雙手後才能進手術室，這項修正使第一大樓的死亡率從1847年起急速下降至1.2％。就算因此改寫教科書，再將他升遷

為醫院院長，都不足以讚頌如此偉大的功績。但賽麥爾維斯卻遭受毫無根據的陷害，說他否定了醫學系的教育體系，最後被醫院趕了出來。在這之後他輾轉任職於幾間醫院，和一些否定自己成果的人有過摩擦。後來同事建議他去精神病院工作，他接受了，在造訪精神病院的時候自己卻被強制住院。他發現有人意圖監禁他，甚至嘗試要逃跑。但最後他仍被警衛抓住、關在精神病院，而他的手在住院過程中受了傷，傷口讓他最終在兩週後死亡。那年是1865年，他才47歲。

賽麥爾維斯枉死的1865年，蘇格蘭的知名外科醫師約瑟夫・李斯特（Joseph Lister）也正在為類似的事情煩惱。因為他是外科醫師，經常需要執行切開傷口的手術，但不管縫合得有多好，一週之後傷口都會出現紅色的斑點，發生潰爛化膿的情況，實在讓人無法接受。而他學生時期參觀過外科名醫羅伯特・利斯頓（Robert Liston）執刀的手術，那時這種問題卻不嚴重。利斯頓能在28秒內截斷一條腿，是當代最厲害、速度最快的外科醫師。而李斯特對於自己的實力同樣也很自豪，他甚至還是跟上最新潮流的男人：為了保障手術品質，李斯特用了當時才剛開發出來的麻醉劑。可以減低病人的痛感，並爭取時間慢慢進行精確的縫合，感覺很難出什麼差池。然而跟從前比起來，病人卻死得更多，究竟問題出在哪？

身為掌握最新潮流的男人，李斯特對路易・巴斯德主張的「生源說」也很清楚。那是發表於三年前、讓全世界議論紛紛的一篇論文。李斯特假設，或許開刀期間有什麼不好的東西連帶傳

到了手術的部位。從「使用麻醉延長的手術時間愈長，就愈容易
出現手術後遺症」這點看來，如此解釋是說得通的。那接下來就
是確認的程序了：該怎樣才能阻止手術中偷渡進來的這東西呢？
巴斯德的鵝頸瓶是適合做實驗的器具，可不適合拿來手術。

　　光靠清掃醫院大樓也沒辦法解決這個問題。佛蘿倫絲・南丁
格爾（Florence Nightingale）以軍護的身分參與了1850年代在克
里米亞半島爆發的克里米亞戰爭，努力想改善戰地醫院的惡劣環
境。當時在戰地醫院死亡的人數逼近40％，戰地醫院變得聲名
狼藉，連因為小傷口造訪醫院的人都接連死去，已經達到了致命
般的極限。南丁格爾清理了四散在走道上的沾血繃帶、替病房準
備床鋪、為病人清洗傷口、換上洗乾淨的衣服。光是維持乾淨的
環境，就能讓戰地醫院的死亡率下降到2％。原本1000人進進出
出的時候，會有400人喪命的醫院，後來則降為只有20人死去。
由此可以體會當時英國人對南丁格爾不知有多麼感謝。

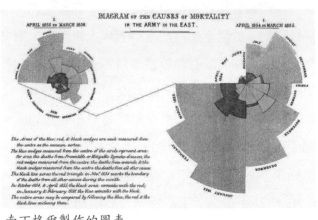

南丁格爾製作的圖表

　　當然南丁格爾的功勞不只如此，為了改善戰地醫院的環境，她直接嘗試說服相關政府人員。此時她提交的並非寫滿文字的文件，而是以圖組成的統計資料，這也是非常有名的一樁逸事。她明白統計的力量之後，以一般人也能一望即知的方式使用了圓餅圖等圖表，不單純僅標出數值，而是依病人受傷的嚴重程度分類，並統計出結果，展現出她的細心。連 Excel 都不太會用的我，只能對她表示無比的敬意。

　　南丁格爾改善醫院環境、提高生存率的故事在戰後也傳遍全英國，於是其他醫院開始引進這個制度。但這個方法對總是有各種聲勢浩大的外科手術的醫院手術室而言，在執行上仍然有難度。李斯特當然也是有地位的人，雖然他指示要維持大學醫院的整潔，但這並不是從這種層面就能解決的問題。想要消滅手術時挾帶的壞東西，就必須祭出更積極的改變。

　　李斯特找到的物質是酚。當時的酚被用來消除法國巴黎下水道的惡臭，人們還知道它甚至能殺死小型原蟲類生物，而且在英國也能輕鬆買到，於是李斯特便開始對病人使用酚。跟其他原先使用的物質不太一樣，酚有助於醫師將患者的傷口處理乾淨，也能乾淨地縫合，拯救了許多患者的性命。

　　李斯特的殺菌手術法也並未立刻獲醫學界的認同。一些專家表示相關手術操作的依據很薄弱，以此為藉口抨擊了李斯特的成果。但好東西總是會為人所知，維多利亞女王（Alexandrina Victoria）在1871年接受了李斯特執刀的除瘤手術，而李斯特當時用了自己開發的苯酚噴霧，使維多利亞女王之後得以繼續統治

英國長達30年之久。

隨著羅伯‧柯霍在1880年代證明了細菌是疾病的起因，李斯特的手術方式也因此更獲支持。這個結果替酚的作用提供了有利的證據。而後李斯特的方法開始普及，在美國還推

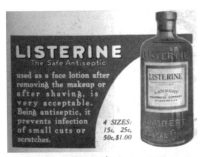

早期的李施德霖廣告

出了取自李斯特姓氏的口腔消毒劑；我們現在也能在便利商店見到這種漱口水，名字就叫「李施德霖」（Listerine）。

現在手術室的消毒問題已經解決了。不管是婦產科還是外科，醫師們都會先洗手再進來，然後利用合適的消毒液為器具和傷口消毒。醫院乾淨得沒話說。那這樣一來所有問題都解決了嗎？可惜還沒有。因為大部分的人在沒有去醫院的情況下還是感染了。為了治療那些沒去醫院的人，現在該是站出來的時候了。

砷，成為奇蹟的救援之藥

現代的探險家會上節目當嘉賓，或者當Youtuber，但從前的探險家靠什麼謀生呢？在地球上還有許多地方尚未開拓的時候，率先到達那個地方的人就能先搶先贏。不管是熱帶雨林、高山還是沙漠，那是個只要先到的人把線畫好，就能占地為王的時代。一心想發展帝國主義、開拓殖民地的許多歐洲列強爭先恐後派出軍隊，就算當地有原住民也沒什麼大不了，他們在意的不是原住民，而是其他國家的軍隊。所以只要他們自己商量好，把線畫出

來，國境便決定好了。

　　無論是不是出自本意，探險家在這過程中都占有舉足輕重的地位。他們以傳教、志工或冒險的名義探訪蠻荒之地，這些經驗對於以後派遣軍隊都有很大的幫助。因為總不能什麼都不知道，就派出大規模軍隊，直接把一切全押（all in）下去吧？政府負責人招聘探險家們擔任顧問或率隊前往當地，需要他們傳授的祕訣。而欠缺這種經驗就率兵進軍的軍隊，便容易染上當地的風土病，不得不立刻折返。雖然H.G.威爾斯1895年的小說《世界大戰》（ *The War of the Worlds* ）中的外星人把世界弄得一片狼藉，但真正因為細菌而無謂死去的外星人，正是他們自己。

　　那我們換個問題來問。探險家是怎麼戰勝風土病的？也有許多探險家因為沒能打敗風土病而死去。瘧疾等非洲的風土病在1800年代時同樣惡名昭彰，但探險家可靠的援軍出現了：1820年，可製成瘧疾治療藥物的奎寧成功分離了出來。在那之前要深入非洲大陸的話，就必須揹著金雞納樹皮粉或金雞納樹皮去才行。原本行李就已經很多了，還得攜帶藥材，自然很麻煩。帶著行李箱怎麼可能穿越叢林呢？於是體積小、功效強大的奎寧替探險家拓展了動線範圍。

　　然而非洲風土病並不只有瘧疾而已。非洲可是有其他寄生蟲和各種細菌蠢蠢欲動的地方。那些都是光靠奎寧治不了的病。除了奎寧之外，探險家還必須攜帶其他和奎寧一樣強大的猛藥。那是一種以砷（arsenic）製成的藥物，主成分是砷化鉀（KAsO2），藥名為「福勒溶液」（Fowler's solution）。沒錯，

就是劇毒的代名詞 —— 砷（砒霜）。雖然很毒，但又能怎麼辦呢？就是得用到砒霜等級的東西，才能殺死那些恐怖的寄生蟲和細菌。不管是哪種生物，吃到砒霜後大概都很難繼續存活。當然也常有探險家先過世的情況，但沒辦法，那時候就是那樣。

砷的效果很強大，但並非沒有問題。最大的問題依然是它的毒性。雖說所有藥都是毒，毒都是藥，但這個程度是有點嚴重了。進入 20 世紀，與其使用以砷為基礎的藥物，人們想改用更安全的藥，於是開始進行研究，尤其德國有許多這類研究。為什麼呢？理由有兩個。

首先德國是細菌學的發源地，擁有當時最頂尖的感染病研究技術。在顯微鏡觀察或培養細菌方面，唯一能和德國競爭的國家只有法國。然而法國人引以為傲的路易・巴斯德在 1895 年去世了 —— 享年 74 歲，也算是壽終正寢。另一方面，德國人的驕傲 —— 羅伯・柯霍則剛迎來他學者生涯的全盛期。

第二個理由，則是因為德國當時太晚開始謀取非洲等殖民地，跟英國或法國比起來，他們直到 1871 年才完成德意志統一。這已經是其他國家看著地圖、把能去的地方都占領完之後的事了。最後，德國只能前往別人還沒去過的地區，而風土病自然成了需要對抗的重大問題。

率先襲擊他們的病是非洲昏睡病（非洲錐蟲病）。嗤嗤蠅體內的寄生蟲在嗤嗤蠅叮咬人類的過程中進入人體，過了一段時間便會使人出現病狀。剛開始被咬只是有些搔癢，過了一星期之後會開始發燒、淋巴結腫大，並感到全身無力，接著出現嗜睡情

況。這種疾病最後會因腦炎等症狀使人喪命，現在也經常在赤道附近的非洲地區發生。這個病曾使喀麥隆某個部落人口數在十年間大幅減少，僅剩原來的一成，是惡名昭彰的恐怖疾病。德軍很努力想進入這個地區，這樣的力氣徒勞無功，蒼蠅群正阻擋著他們的坦途。

　　德國學者將寄生蟲染色後加以觀察，發現一種能選擇性只將寄生蟲染色的試劑。如果可以替寄生蟲染色，那麼只要把那種染色藥劑和有毒物質結合，不就能殺死寄生蟲了嗎？學者改變了寄生蟲染色劑的結構，一邊尋覓適合的物質，最後將染色劑和毒性極強、不易用作藥物的砷相互結合。接著他們雖然想用這種藥治療非洲昏睡病，但可惜的是非洲昏睡病的病原蟲 —— 錐蟲並不會被這種藥殺死。但畢竟是辛辛苦苦做出來的藥，人們於是轉而用在其他寄生蟲與細菌上，想要確認效果。而在長時間努力之下，終於發現它能更針對性地消滅梅毒螺旋菌。於是人類第一個合成出來名為「砷凡納明」（salvarsan）的梅毒藥物開始上市販售。那是1910年發生的事。砷凡納明這個名字取自「救援」（salvation）和「砷」（arsenic）。劇毒忽然就變成了救援神藥，人們稱之為「魔法子彈」。

　　開發出砷凡納明的人是保爾・艾爾利希（Paul Ehrlich）。他在不久前的1908年才因為研究免疫過程受到肯定，榮獲諾貝爾獎，是免疫學的巨匠。那麼魔法子彈會得到第二個諾貝爾獎嗎？雖然從他獲得諾貝爾獎的隔年，就因為砷凡納明和細胞染色等功績再次氣勢驚人地位列諾貝爾獎的候選人之中，但這次他並未成

功再度獲獎。原因有好幾個，最關鍵的是因為砷凡納明雖然一開始被稱為魔法子彈，掀起了旋風般的人氣，但大家逐漸從效果和副作用上看見其侷限性。人們相信艾爾利希會像研發出魔法子彈那樣，再開發出別的物質治療其他疾病，但這對於花了十年才努力開發出一個砷凡納明的艾爾利希而言，是過分的期待。砷凡納明的副作用也不小，基本上含有砷的成分，所以帶有砷的毒性。無論是後續新開發的新砷凡納明（neosalvarsan），或者為了去掉砷改用水銀製成的紅汞（mercurochrome）都有類似情況，半斤八兩。

　　無論是現在或當時，平台都很關鍵。重點不是砷凡納明，而是要建構能研發出砷凡納明的平台才重要。因為就算艾爾利希過世了，研究也得繼續不是嗎？否則，就這樣埋沒的話，砷凡納明一定會淪為絕無僅有的奇蹟。而德國在那之後成功將它開發成次世代藥物，其中參加第一次世界大戰的學生兵們貢獻良多。

奇蹟的紅色藥水

　　1914年10月末，德軍和法軍在比利時海岸地區伊珀爾展開激烈交戰。雖然這一步是為了進攻，但對於參與戰鬥的士兵而言也是痛苦如地獄一般的日子。隸屬德軍擲彈兵連隊的格哈德·多馬克（Gerhard Domagk）當年是只有18歲的學生兵。雖然旺盛的愛國心讓他才讀了一個學期的醫學系，便休學趕赴戰場，但在戰場上實在很難維持平常心。想起滿是血腥味的戰鬥、貧乏的餐食、每天都在消失的戰友們，就讓他變得想要快點回到故鄉，哪

怕是早一天也好。

　　然而第一次伊珀爾戰役卻未遂了他的心願，還幾乎將多馬克置於死地。他所屬的擲彈兵連隊是投擲手榴彈的部隊。戰爭電影裡都是在交戰中丟出手榴彈後再繼續作戰，但當時的手榴彈比電影裡的更大、更重，爆發力也比較小。因此只能等敵人近在眼前的時候，才能丟出自己擁有的最強大武器。當然在那之前敵人不可能會放過這個擲彈兵連隊。就算運氣好完成任務、丟出手榴彈，他們身上也只有簡單的一枝槍或一把刀，就這樣暴露在剩下的敵人面前。擲彈兵連隊必須是最勇敢、受過最精良訓練的部隊才行。

　　令人惋惜的是，多馬克所屬的擲彈兵連隊卻充斥著學生兵。他們眼前不停目睹和自己一起訓練的同袍在轉瞬間失去蹤影，那天的戰鬥之前，他們還互相交換了要留給彼此家人的信。不知道誰才是活下來的那個人。他們寫了簡單的15封信分給彼此，然後就死了。

　　多馬克能夠活下來，憑的純粹是運氣。同部隊的15人之中，沒有受重傷而存活下來的人只有三個，其他人都在交戰後數分鐘內死去了。狀況艱難到連靠近敵軍周圍投擲手榴彈都難以想像。多馬克在這之後被送到後勤部隊，接受治療後再次前往戰場。而兩個月之後，雖然他頭部又受到槍傷，但這次依然活了下來。槍擊正中頭盔，把頭盔彈飛了，而他沒有死。戰鬥後為了接受治療，他又再次被移送後勤部隊，這次終於被分配到輕鬆的補給職位 —— 醫務兵。就因為他當過一學期的醫學系學生。

　　這位幸運的前任擲彈兵、現任醫務兵在後勤部隊服役時照顧了許多患者。他也發現，手術並不像教科書中學到的那麼美麗。李斯特不是已經解決手術後的感染問題了嗎？但是醫院裡乾淨俐落的手術，和戰地緊急情況下縫縫補補的大片傷口，完全是兩回事。不管多馬克把傷口縫得再仔細，一週之後都會出現壞疽（gangrene），令他束手無策。現在看來是引發壞疽的梭菌造成的病，但就算知道也阻止不了。接著戰爭結束了。不管是輸是贏，現在都是回歸日常生活的時刻了。

　　多馬克退伍後回到醫學系，也成為一名醫生。現在他有資格一個人單獨為患者診療及治療了。然而他忘不了在戰爭中目睹的慘況。比起交戰中留下的傷口，手術後的壞疽反而使更多人死去 —— 在這種情況下，他絲毫沒有想要拿起手術刀的念頭。但他決心要開發防止壞疽產生的物質。剛好德國有偉大的柯霍和艾爾利希，他們已經將基礎系統建構到某種程度，雖然之後的20年都沒有取得成果，但誰知道呢？或許自己會是那個找到更佳成分的人。

　　對於在醫院和醫學系左支右絀做研究的多馬克而言，世界級大藥廠拜耳提供的機會自然不能錯過，而拜耳也同樣需要他。為了找出比砷凡納明更好的成分，他們備好人力製作出數千個化合物，要的話還能有更多。他們需要的是有能力迅速發掘化合物活性的醫學專家。多馬克所在的研究團隊是最頂尖的。雖然因為前任負責人驟然離世，工作變得非常忙碌，但團隊還是在具備化學家、分析學者等專業人力的良好體制下，也持續產出成果。只要

多馬克不要猝死就行了。多馬克仍然拚命工作，希望能幫上團隊的忙；這時，奇蹟發生了。

在額外多做出數百個化合物、犧牲掉幾千隻老鼠的1932年，他們終於找到了答案，而他們將藥的商品名取為「百浪多息」（Prontosil），用來取代原本無趣的「K1-730」。這種藥的效果之強前所未見，能夠對付各式各樣的細菌。從前連手都動不了的病人服下這種紅色藥水後變得生龍活虎，而這些病人之中也有多馬克的五歲女兒希爾德佳‧多馬克（Hildegarde Domagk）。她在幫忙聖誕節布置時被針刺傷，甚至還貫穿了手，針碎在她的手腕裡，是場怵目驚心的意外。雖然已經透過手術取出針頭，但不祥的預感總是最準的：希爾德佳出現了感染症狀，很快便惡化為敗血症。在難以再抱其他希望的狀況下，多馬克選擇了「爸爸牌機會」。他將百浪多息用在自己女兒身上，最後完全治好了她。那是1935年12月的事。我想，對多馬克而言，可能沒有比這更好的聖誕禮物了吧。

跟股票市場一樣，如果內部人士也買了自己的股票，就會被視為利多。更何況是父親治好了女兒，還有比這更好的訊號嗎？早在1932年就合成出來的這種奇蹟神藥，名聲頓時傳遍整個歐洲。拜耳藥廠申請專利，並取得上市許可。因為相關構造大部分都為合成，已經確認其活性，而好的化合物大多都有專利，也不用擔心被他藥廠模仿。做了30年的基礎研究終於快要出頭天了。百浪多息因為顏色的關係，又稱為「奇蹟的紅色藥水」，全世界都對它報以極大的關注，但不祥的預感又再次應驗。

40除以9

　　巴黎的巴斯德研究室擊碎了拜耳公司的美夢。哪怕路易・巴斯德已經去世，也依然打算要妨礙德國。但拜耳公司以外的其他人，則多虧此事得以用便宜的價格用到更好的藥。究竟發生了什麼事？

　　在百浪多息的結構還尚未公開的1935年11月，鄰國的法國巴斯德研究室正在進行實驗，就為了趕上傳聞中那種藥物的腳步。雖然化合物的結構還蒙著面紗，但德國已經申請了專利，大致可以推測是什麼樣的藥。所以他們合成出相關化合物，就能推斷百浪多息的結構。他們同時也心懷期待，想開發出更具活性的物質。德國的拜耳公司自然已經充分做了研究，但這世間的事，沒有什麼是絕對的。

　　研究小組新合成出來的百浪多息衍生物有七個，把百浪多息也算進去的話，他們要探討活性的化合物總共就是八種。而為了透過動物實驗確認效果，也就需要有對照組。也就是說，連沒有測試任何化合物的情況都要考慮進去。不過為了進行動物實驗飼養的老鼠，一共有40隻。雖說是因為不曉得研究小組會製造出幾種化合物，所以盡量多養了幾隻，但如此一來計算就變得有些複雜了：40除以9。研究小組讓40隻老鼠全都感染應該感染的病菌後，將牠們每四隻分成一組，一共十組。身為對照組的第一組不給予任何藥物，第二組則給予百浪多息。第三組到第九組則分別給予七種百浪多息的衍生物；他們期待這些衍生物中會出現效果凌駕百浪多息的物質。

　　但還剩下四隻老鼠。總得維持相同條件，實驗才有意義。所以這些老鼠不能留著等下次用。於是研究小組便給了第十組一種名為磺胺（sulfanilamide）的物質。當時所有實驗的衍生物中，都包含這種物質的結構。雖然磺胺是一種早就被發現的物質，但用來實驗想必不會造成什麼損失，所以他們才選了這個化合物。這四隻老鼠簡直就像醜小鴨一樣，得把自己的生命交付給一個匆匆決定的化合物，甚至沒有經過妥善的準備程序。

　　但實驗過後，發現第十組是存活率最高的一組。跟拜耳公司尋尋覓覓30年才製成的化合物比起來，巴斯德研究室偶然拿來測試的物質居然效果更好，真是讓人難以置信。為了破解這神祕的事件，研究員絞盡了腦汁，但既然有這麼好的成果，剩下的事無論如何都有辦法解決。

百浪多息的結構　　　　　　　　　　　　　磺胺的結構

百浪多息和磺胺的結構

　　他們比較了百浪多息和磺胺的結構，解開了箇中祕密。百浪多息的結構本身並不具有抗菌活性，而是會在人體內轉換成更簡單的結構 —— 磺胺之後，才展現出有效的活性。像這樣會在體內轉換為活性結構的藥物，在藥物學中稱為「前驅藥物」（prodrug）。百浪多息就是磺胺的前驅藥物。

　　磺胺是早在1907年就開發出來、已經得以大量生產的物質。原本發明它的用途是要製造合成染料，但人們現在才發現它能用在更崇高的目的上。拜耳公司只能眼睜睜看著這一切發生。專利期已滿的磺胺有同樣的效果，價格卻非常低廉。那誰還會買百浪多息呢？百浪多息在上市販售的一年內都占據銷售排行的前段班，但很快就被市場淘汰了。

　　雖然磺胺驚艷了全世界，但它再怎麼說仍是偶然得到的物質，自然沒道理會成為最厲害的藥。還得去尋找更好的東西才行。幸好磺胺的結構很小，適合化學家拿來合成相關物質，美國和歐洲有實力的製藥公司都想做出比磺胺更優秀的藥物。於是許多化合物就這樣生產出來、成為系列藥品，至今都仍為人類所用。我們現在把這一系列的藥簡稱為「磺胺類藥物」（sulfa drug）。

　　磺胺類藥物的活性也很多樣化。第二次世界大戰時，人們在治療法國傷兵的過程中發現雖然這類藥能使感染情況好轉，卻會讓部分病人血糖過低，於是1950年代末將其開發成糖尿病的治療藥物。雖然現代已經有各式各樣的高血壓藥物被開發出來使用，但直到1980年代，它都是高血壓藥物最主要的選項之一。

　　話題回到戰爭。在盤尼西林出現以前，磺胺類藥物也曾有一小段時間是名聲響亮的感染症治療藥。英國前總理溫斯頓・邱吉爾曾因肺炎陷入致命的危機，後來靠著本國生產的磺胺類藥物活了下來；美國的富蘭克林・羅斯福總統也在自己的兒子因敗血症近乎喪命時使用百浪多息，把兒子救了回來。羅斯福總統的兒子

之所以不是用磺胺類藥物，而是用百浪多息，是因為那是1936年的事，還在磺胺類藥物正式出現以前。我想，從德國的立場來看，這等於給了英國和美國的領導人大大的恩惠，在戰爭層面上或許會覺得有些可惜也說不定。美國還有另外一件受到磺胺類藥物幫助的事。1941年12月7日，日軍偷襲珍珠港時，夏威夷當地儲備了大量的磺胺類藥物。當時因為日本攻擊而陣亡的軍人有2000人以上，如果沒有磺胺類藥物的話，想必數字會增加許多。

多馬克因為研發出百浪多息的功績，於1939年獲提名為諾貝爾生醫獎候選人，但因政治問題，德國納粹政權禁止本國科學家接受諾貝爾獎，而多馬克也因為此次提名入獄一週。他不情願地在拒絕諾貝爾獎的文件上簽下了名字。戰後，他的「不情願」獲得認可，也終於在1947年出席了諾貝爾獎的頒獎典禮。隨著這些故事廣為流傳，他成為鎂光燈的焦點，比其他獲獎者得到更多注目。可惜的是獎金的領取期限只有一年，轉瞬即逝，所以他沒能拿到獎金。

百浪多息和磺胺類藥物的成功，從另一個意義上也為盟軍貢獻良多 —— 正好喚醒了沉睡的盤尼西林。想了解這個故事，就必須探討另一個參與第一次世界大戰的人才行。

休假的意外之財

亞歷山大・佛萊明跟多馬克一樣，曾經是參與第一次世界大戰的醫務兵。和多馬克不同的是，佛萊明幾乎沒有親身作戰的經驗，不過他們想為病人治療感染症狀的熱忱是一樣的。戰後佛萊

明一邊任職於倫敦的醫院，一邊尋找能殺死細菌的物質。多馬克是和化學家一起共事，佛萊明卻只有一個人。無論是什麼，只要是蘊藏可能性的物質都被佛萊明研究過了。他在 1922 年提出論述，表示自己的鼻水某種程度上也能殺死細菌。這種眼淚中也有的成分被佛萊明命名為溶菌酶（lysozyme），雖然曾研議開發成藥物的可能性，但達不到理想的效果，於是佛萊明又再度開始尋找其他物質。

　　1928 年，佛萊明歷經了那場最知名的奇蹟。他培養了細菌，卻忘記蓋上蓋子就離開兩週休假去了。我個人是覺得，能休假兩週本身就是一個奇蹟，但一般普遍認為樓下的青黴菌（*Penicillium notatum*）飄進樓上佛萊明研究室牆上開著的窗戶，又不小心恰好掉在蓋子打開的培養皿中，整件事更值得稱為奇蹟。佛萊明休假回來，發現自己夢寐以求的實驗結果就這樣一目了然地擺在那裡。他培養的金黃色葡萄球菌被某種不知名的東西汙染，而周圍的金黃色葡萄球菌全都死光了。

　　於是佛萊明開始探究那不知名的東西。之後他找出導致這種現象的起因：青黴菌，並想要接著找出形成這種黴菌的物質，但他卻提煉失敗了。可以想見是化學知識不足，以及個人層級的研究能力有限等緣故。總之

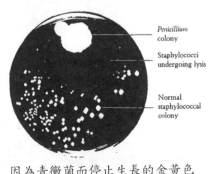

因為青黴菌而停止生長的金黃色葡萄球菌

他感受到後續實驗的侷限，在隔年 1929 年發表以盤尼西林進行動物實驗的結果，便結束了相關研究。人們的反應也同樣不冷不熱。1922 年時他不也以溶菌酶為主題發表了類似的研究結果嗎？然後現在改成一個叫盤尼西林的物質，也不知道到底是酵素還是什麼小型化合物，又再發表了一次。不管是當時還是現在，大家對冷飯熱炒都沒興趣。但就在盤尼西林深深沉睡的時候，對手德國推出的磺胺類藥物卻改變了整個世界。佛萊明的夢想由德國研究團隊實踐了。

超頂級待遇

　　霍華德・佛洛里感受到磺胺類藥物的侷限。佛洛里領導著牛津醫學院的病理科，也致力於基礎研究。他知道磺胺類藥物的抗菌能力是很優秀，但仍然有許多難以治療的感染症狀。容易產生抗藥性也是一個問題。就沒有其他更好的物質了嗎？一番苦思後，他開始和恩斯特・錢恩（Ernst Chain）一起翻找相關文獻。錢恩是化學家，因德國猶太人的身分受到納粹迫害，從 1935 年起就和佛洛里一起在牛津大學工作。

　　他們接觸到佛萊明的論文，在盤尼西林中看見了可能。從動物實驗也能看到一定效果，而細究佛萊明設計的實驗，還能發現不少漏洞。別說找出盤尼西林究竟是什麼了，這實驗連分離出成分都沒有做，不是嗎？如果將盤尼西林精煉後再進行投藥，不就能夠超越佛萊明的動物實驗，運用在人的身上嗎？他們就是如此夢想著。而他們還有佛萊明當初身邊沒有的化學家，也有共事的

研究人員能一起討論。

　　佛洛里正式組織研究團隊，開始進行研究。雖然適逢戰爭爆發導致預算不足，但他們還是省吃儉用雇了研究員，並準備好研究空間。首先必須從培養黴菌開始。一般人知道的都是除掉黴菌的祕訣，但他們卻要從完全相反的角度著手。為了創造適合黴菌生存的環境，他們提供黴菌需要的養分，也定期更換培養皿。而且他們使用的是預先殺菌處理過的培養皿，不然可能會長出其他細菌也說不定。萬一培養皿中的黴菌過多，可能會使黴菌停止生長，所以也不能忘記要適度將它們分開。非得比喻的話，就像是讓黴菌住進新蓋的大廈，連搬家前的打掃都做到盡善盡美，再幫忙補滿食物一樣。況且那還不是一般的大廈，是為了大家庭準備的寬敞格局；做到這種程度，連我都想當黴菌了。

　　等到黴菌大量生長出來，現在是時候從中分離出盤尼西林成分了。反覆進行研究之後，研究人員發現盤尼西林並不是類似蛋白質的大分子，而是小分子化合物。而分離化合物主要是化學家的工作，錢恩和另一位化學家希特利試著加入酸或鹼，並加入適當的有機溶劑進行萃取，最後終於成功將盤尼西林精煉到一定程度。從現在的觀點看來，他們精煉的盤尼西林純度大約比1％高一點點，這個數字讓人不禁懷疑佛萊明1928年做的動物實驗究竟用了百分之幾的純度。總之，牛津研究團隊將自行精煉的盤尼西林用於動物實驗，並觀測到它具有高到令人訝異的抗菌活性。現在該把它用在人類身上做實驗了。

顯而易見的侷限

　　如果要在人身上進行藥物實驗，需要三樣東西：醫師、病人和藥物。醫師有了。醫院裡有許多醫師，而佛洛里自己也是醫師。病人也有，現在有許多因感染症狀奄奄一息的人。問題是藥物。為重量在10公克左右的老鼠注射盤尼西林，和為70公斤的人注射盤尼西林，這兩者之間，並不只是單純多生產7000倍就可以解決的問題。如果老鼠的實驗結果不好，只要祭奠一下就能收尾，但人可是無論如何都得救回來的。對動物而言有效的用量，換到人類身上也很可能沒有效果，或許還要提高用量也說不定。假如投藥一次就能完全治癒當然是很好，但沒有的話很可能就得無限期繼續投藥下去。為了進行動物實驗，實驗室裡堆滿了培養皿，而距離他們開始熬夜將培養皿養出來的黴菌萃取成黴菌濾液（mold juice），連一個月都還不到。有辦法做出那麼多的量嗎？在這戰場之中？

　　但他們辦到了。他們製作了大型的培養容器，用這種方式增加生產規模，還雇用來幫忙的短期員工。雖然速度不快，工作卻緩慢而穩定地進行著。因為用於人體時必須使用純度更高的盤尼西林，他們與附近的專家通力合作，發展出能精煉更高純度的新工序，結果讓他們歷經了將純度提升到80％的奇蹟。經過18個月的研究和勞動，終於蒐集到勉強能夠治療一個人的盤尼西林量。

　　43歲的警官亞伯特・亞歷山大（Albert Alexander）在整理庭院時被荊棘劃傷了臉，半年前開始住院。但既然沒有藥，又能

接受什麼治療呢？因為那不是可以靠手術去除的傷口，這半年間大家只能無奈看著他的傷口惡化，現在看來連這樣的日子也所剩不多了。他因為敗血症幾乎病危。牛津研究團隊取得病人家屬的同意，決定使用盤尼西林。這時家屬只能期盼有奇蹟出現。在注射盤尼西林24小時後的1941年2月13日，原本因敗血症而苦苦呻吟的病人，身上的症狀卻奇蹟般幾乎消失。燒退了，紅腫也消了，甚至有了食欲。看來他藉由盤尼西林的幫助戰勝了敗血症。然而在最後的時刻，盤尼西林的量不夠了。為了重新取得盤尼西林，他們蒐集病人的尿液進行濃縮和分離，但並沒有發揮作用。他就像子彈不夠而無謂敗下陣來的軍人，最後依然死了。那是1941年3月15日的事。

　　他們需要的是大型製藥公司。雖然美國洛克菲勒基金會（Rockefeller Foundation）提供的研究經費也是他們重要的支柱，但光憑這筆研究費，能做的還是有限。然而當時正值第二次世界大戰，德國空軍每天都有轟炸機地毯式轟炸，而德國海軍依照卡爾‧鄧尼茨（Karl Dönitz）總司令的驚人計畫，推動著海底暗殺者 ——U艇（U-boat）的潛艇部隊。英國國內物資告急，海外物資則運輸中斷，究竟在這樣的戰爭中，他們能不能大量生產盤尼西林、改朝換代，將世界拯救出來呢？

　　諷刺的是，盤尼西林是因為戰爭的緣故才得以大量生產的。

朝向新大陸

　　回想起第二次世界大戰，我們會認為敢和全世界宣戰的德國

實在很強大。然而在歐洲，英國卻獨自與這樣的德國抗衡，戰力同樣也不容小覷。為了對抗德國，在法國早早就落敗的那幾場戰事中，英國便已開發出雷達和破解密碼的解碼機等高科技武器，並運用於實戰中。然而在逐漸無法招架德國攻勢的時候，英國便將美國也拉了進來，與此同時向美國提供了許多有形和無形的資產。包括海外殖民地、最新原創技術等，能給的都給了出去，只為了讓戰爭繼續打下去。第二次世界大戰結束後，英國便無法再像從前那樣享有強大帝國的名聲，都是因為上面這些原因。這是慷慨解囊後換來的昂貴勝利。然而他們提供的技術不僅幫了美國，還改變了全世界。盤尼西林也是如此。

在佛洛里和希特利帶著盤尼西林樣本和重要文件前往紐約時，他們立刻會見相關人士請求協助，連一刻都沒有耽擱。從提供牛津研究團隊研究費用的洛克菲勒基金會研究負責人，到能支援發酵相關技術的美國農化學研究所的專家，他們都一一拜會。他們籌到了在倫敦難以想像的大規模人力、設備和資金，立刻超越了當初在牛津改良過的培養系統的水準。他們還開始尋覓不同種類的青黴菌，最後成功找出能產出最多盤尼西林的黴菌；他們也發現，只要在培養液中加入玉米萃取液，就能提高產出比例。果然無論是任何事情，專家都大有人在。

首先透過和美國研究團隊共同研究提升成果，接著得到其他領域專家的認可後，他們也進行到下一個階段 —— 轉換為藥物。過程中除了政府的研究所之外，也牽涉到美國國內的製藥公司。不誇張地說，美國有規模的製藥公司幾乎都申請參與了這個

項目。正所謂奇蹟的抗生素，生產出的藥也的確都在歐洲和太平洋戰線銷售一空。一生產就馬上賣出去的藥，豈不是所有公司都夢寐以求的情節嗎？

美軍當局那時正計畫著大規模的歐洲登陸作戰，也就是我們日後稱為「諾曼第登陸」的作戰。當時正處於為此將降落傘、戰車、運輸艦、子彈等所有想得到的東西全數改良的階段。對於美國政府而言，這時候能知道盤尼西林的存在也很幸運，絕對不能錯過。

偷襲珍珠港則是為這個情勢搧風點火的事件。雖然磺胺類藥物守護了珍珠港的傷兵，但它是一種德國也知道的藥。而比磺胺類藥物強大許多的盤尼西林，則在美國國內悄悄發展壯大。根據錢恩的諾貝爾獎獲獎感言，1943年起，有關盤尼西林研究成果的論文便禁止發表，保密工作非常徹底。1943年，盤尼西林的生產在美國國內戰略物資研究的排序中占第二高位，最高位則是原子彈。

製藥公司也勤奮投入於研究，因為牽扯到錢的問題，他們以超越想像的規模進行著研究。其中輝瑞（Pfzer）的規模雖小，但以發酵技術而言是當時美國國內最頂尖的公司。早在第一次世界大戰時，礙於檸檬酸（citric acid）被堵在義大利無法出口，輝瑞就曾利用砂糖發酵來生產出檸檬酸。這間公司靠著將檸檬酸供應給可口可樂和百事可樂一路成長，在那之後的20年間，他們具備了將大量發酵系統提升到最頂尖水準的經驗。在他們看來，想用從前研究人員使用的培養皿和鐵桶大量生產盤尼西林，

簡直是在搞笑。輝瑞的賈斯柏・凱恩（Jasper Kane）等負責人提議，至少要用到發酵槽的程度，才合乎盤尼西林的供需情況。原本從一個發酵槽開始測試生產的盤尼西林工廠，很快就被巨大的發酵槽填滿了。

　　為那些心想「擴大容器沒什麼大不了」的讀者再多說一句，這個過程並不只是單純將容器加大而已。將薄薄的發酵皿換成巨大的發酵槽時，內側的青黴菌便無法接觸到空氣，雖然不是所有微生物都喜歡空氣，但想要大量培養青黴菌，則需要有空氣才行。因此想都不想就把發酵容器增大，會只剩表面的青黴菌繼續生長。想讓內側也均勻產出盤尼西林，就需要能有效注入空氣的系統。但他們也觀察到，注入太多空氣的話會產生氣泡，害生產效率降低。除了適度維持注入空氣的速度之外，為了調節氣泡，還須開發出要加入發酵槽中的介面活性劑。這種物質是一種脂肪酸，名叫單硬脂酸甘油酯（glyceryl monoricinoleate），是由另一個製藥公司禮來（Lilly）所開發的。而為了避免發生局部沉澱，還需要攪拌的步驟，要是像《藍色小精靈》的賈不妙煮湯那樣，開著蓋子兩手並用下去攪拌，很可能馬上就造成汙染，讓奇怪的細菌在裡頭孳生。必須開發出能維持密閉條件，同時又能適度混合的方法，並依此製造出合適的機器才行。

　　除了輝瑞之外，默克等其他大型藥廠也致力協助盤尼西林的量產，取得了很不錯的成果。1943年生產210億單位量的企業，到了1944年產出1兆6000億的單位量，成長了80倍之多，1945年又再度將產值提高了四倍。而如此生產出來的盤尼西林產品，

很快便進了醫務兵的急救包中，與美軍的登陸作戰同行。才不過三年，就以驚人的速度迅速發展，如果沒有戰爭的話，還不知道能否取得如此巨大的成功呢。

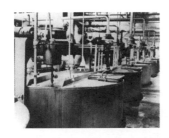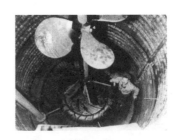

輝瑞和默克開發的盤尼西林大型發酵槽

邁向世界

就算沒有盤尼西林，諾曼第登陸也是個會成功的作戰。他們不曉得為那一天做了多少準備。不能再那麼糊塗，像塔拉瓦戰役那樣於登陸途中被珊瑚礁擋住，導致士兵在機關槍迎接之下嘗試穿越無掩蔽物的海岸。必須事先確認潮汐的潮差，也要把靠岸用的設施都列入計畫中才行。雖然為了不被敵人發現，必須選在晚上，但如果夜色太黑妨礙到作戰也很困擾。日期和地點則是最高機密。為了混淆德軍，他們還把不可能立刻參與作戰的喬治‧巴頓（George S. Patton）等知名將領派到其他地區，刻意洩漏給敵軍知道。這是一場不能輸的作戰。

諾曼第登陸當天，光是能夠確認的人員就有超過4000名死亡，大部分都集中在登陸作戰的初期，就算有盤尼西林也不可能將這些人馬上救活。然而登陸成功之後，情形卻和他們想像的不

同，在收復巴黎時又歷經了多次交戰。就這樣，盤尼西林隨著時間拉長緩慢地發揮效用。而在戰爭即將結束的1945年3月，美國表示盤尼西林的存量已經足夠，要開放民間使用。於是一般人也能在適當條件下買到盤尼西林的時代來臨了。這對於戰爭所催生出的盤尼西林而言也大有幫助，能在戰後立刻以低廉的價格上市販售。

　　盤尼西林成功進入市場後，為了找到別的抗生素，美國其他製藥公司翻遍了全世界。盤尼西林以後第一個成功的例子以相對快的速度問世了，那是一種叫鏈黴素（streptomycin）的肺結核藥物。它的由來要歸因於烏克蘭裔的美國學者賽爾門・魏克斯曼（Selman Waksman）從土壤裡找出了抗菌的微生物。1952年，魏克斯曼因此獲得諾貝爾獎。另一個有趣的事實是盤尼西林開發出來以前，魏克斯曼就已經在從事這類研究，而且已經取得了一定的成果。

　　而輝瑞原本是發酵盤尼西林、再供應給默克等藥廠的醫藥原料公司，可能是因為羨慕製藥公司龐大的收益，他們便開始嘗試轉型為成品製藥公司。輝瑞一開始接觸的藥物也是抗生素。他們翻遍了全世界的土壤、蒐集土壤樣本，想要經過適度萃取，從中挑選出具有抗菌活性的土壤萃取液。在無數樣本中，最後終於發現來自特雷霍特（Terre Haute）地區的樣本具有抗菌活性。正想著要趕快確認這個地方究竟在哪裡，拿起樣本盒一看，才發現就在自家工廠的後面。難怪人家說遠在天邊，近在眼前。總之，輝瑞嘗試分離了特雷霍特土壤中的化合物，作為四環黴

素（tetracycline）類抗生素上市販賣。在這之後，輝瑞成長為巨大的製藥公司，開發出西地那非（威而鋼）等藥品。對於現在的我們而言，輝瑞還是販售新冠肺炎疫苗的龍頭公司，令人印象深刻。

為什麼微生物可以被製成抗生素？青黴菌能製作成盤尼西林的原因是什麼？目前已提出的最有力假說之一，是因為牠們需要生存。大自然中的資源是有限的，對於微生物的繁殖而言永遠不夠。於是這些微生物必須趕走其他的微生物，才能讓自己存活下去。就像我們會造槍磨刀一樣，微生物也藏有能殺死其他微生物的悲壯武器。我們便將這種魔法子彈用來殺死自己不想要的微生物。出於這樣的概念，這類藥物便被命名為「抗生素」（antibiotics），這是因肺結核藥物得到諾貝爾獎的賽爾門・魏克斯曼所主張的用語，現在也為許多人所接受。

未來

盤尼西林究竟拯救了多少人？雖然不可能知道確切的數字，但我們可以去了解自盤尼西林問世以來，相關疾病究竟減少到什麼程度，透過這個方式就能大致推測出來。美國疾病管制暨預防中心（Center for Disease Control and Prevention, CDC）引用相關學會資料，提供了1900年到1996年間，美國國內因感染症死亡的統計人數。總死亡人數超過10萬人以上。根據統計，1900年代初的感染死亡人數為800多名，卻在1918年上升到1000人；這是由西班牙流感導致的臨時上升趨勢，在那之後便逐漸下降。自

盤尼西林開始商業化販售的1950年代之後，數字便一直維持在50到100人左右。

　　若用美國人口的3億人來換算，那麼1990年的死亡人數跟1900年比起來，可以說大約少了210萬人。2022年6月，美國國內因新冠肺炎死亡的人數約大於100萬人。當然抗生素不只盤尼西林一種，除了細菌之外，感染症也可能和病毒、黴菌等各式各樣的病原體有關。即使如此，考慮到是先有盤尼西林的問世，才使許多人繼續開發無數的抗生素，盤尼西林絕對功不可沒。

　　但是我們能制衡細菌的時間並沒有那麼長。盤尼西林商業化販售以後，便出現了具抗藥性的細菌，而若改用能擊退這些抗藥細菌的其他抗生素，便又會出現更多抗藥性細菌。抗藥性細菌出現得愈來愈頻繁，甚至也持續發現到對各種藥劑都具抗藥性的多重耐藥性細菌。連得到諾貝爾獎的佛萊明都曾在1945年的獲獎演講中強調，若細菌對抗生素出現抗藥性，可能導致無辜的人群犧牲。

　　這件事站在製藥公司的角度而言也很難堪，投入將近天文數字的研究經費開發新藥，卻在一、兩年內就出現了抗藥性細菌，藥物的使用因而受限。換言之，藥會因此賣得不好。整體而言，製藥公司在過去的20年間都在減少新型抗生素的開發。雖然近年來美國開始出現「希望能有制度地支持新型抗生素研發」的聲音，不過主要都跟縮短開發時程有關。問題是又不能一味減少和安全性息息相關的臨床實驗，實在令人煩惱。

　　現在我已經不期待有超級英雄般的新藥從天而降，還能制衡

世上所有的病菌，因為如此一來也必定會出現超級大反派般的細菌。這些研究當然需要繼續下去，但也的確得努力減少抗生素的使用。根據韓國在2016年發表的國家抗生素抗藥性管理對策，韓國的抗生素使用比例仍比OECD（經濟合作暨發展組織）會員國的平均值更高，在韓國也觀察到許多會造成問題的超級細菌。儘管抗生素使用比例很高，卻也不需要光憑數值就往不好的方向解釋。跟其他多個國家比起來，在韓國能相對方便地利用醫療設施，因此相關數值自然也比較高。不過，超級細菌的出現仍然值得憂慮。人一輩子能服用的抗生素總量是固定的，希望各位要省著點吃。

深入了解 ————————————————————————●

為了生產盤尼西林，化學家們做了什麼？

　　牛津研究團隊很早就確認盤尼西林是一種化合物了，所以為了分離和精煉，他們和許多化學家合作，才得以成功開發出盤尼西林。然而在嘗試大量生產盤尼西林的過程中，化學家的角色並不是很重要。在微生物學家研究發酵過程、藥劑學家製造盤尼西林注射液、工廠負責大量生產的同時，化學家究竟為這重要的化合物做了些什麼呢？

　　他們同樣也賭上了自尊，拚命研究量產盤尼西林的方法。既然盤尼西林是產自微生物的一種化合物，那麼除了微生物學家之外，當然也可以期待化學家的表現吧？如果有辦法從簡單的化合物中生產盤尼西林，想必對國家是一大貢獻，經濟上也能取得龐大的利益。既然是化合物，就得讓化學家出面才對。

　　然而他們大量生產盤尼西林的計畫卻宣告失敗了。理由很簡單：因為不知道結構。盤尼西林的結構在當時是一種前所未見的架構，並不僅關乎複不複雜的問題，而是因為它不安定，感覺這種構造並不會存在於自然界。當然，化合物不安定也代表著它的反應效果很好，因此才會具有殺菌的效果。但當時的化學家預測的是全然不同的另一種結構，並傾全力想將那種結構合成出來。這些化學家之中包含了當代最傑出的化學家，有人甚至在日後得到了諾貝爾獎。

　　盤尼西林正確的結構如下圖。其他結構的分子量和化學式也相同，但分子的結構不一樣。這種關係稱作「同分異構物」

（Isomer），各位只要知道它們不一樣就行了。連盤尼西林的結構長

什麼樣子都不知道，又要怎麼製造出來呢？最後在結構分析學者使用

當時最新的技術——X光繞射技術分析了盤尼西林之後，他們接受了

盤尼西林的結構，才明白自己為什麼會合成失敗。

正確的結構　　　　　　預測錯誤的結構　　　　　預測錯誤的結構

盤尼西林G的結構

　　人果然只會願意相信親眼所見的事。使用X光的晶體結構學在當

時也是最新的技術，並以此為基礎讓肉眼能看清分子單位的物質，這

一點意義深遠。當然並非所有東西都能透過X光看見。看得見的化合

物必須由透明的結晶（crystal）型態組成，這個過程比想像中還要難

上許多。而就算是透明的，也因為結構是三維的關係，並不能馬上藉

由X光看見，而是會以X光投射角度的數值形式出現，是必須經過計

算反推回去的高層次難題。而成功回推後，被用來分析重要化合物結

構時，其意義更是重大。實際上確認了盤尼西林、維他命B_{12}、胰島

素等結構的桃樂絲·霍奇金（Dorothy Hodgkin）在1964年獲得諾

貝爾獎，而現在各種蛋白質結晶相關的論文也在《自然》（Nature）

或《科學》等重要期刊上刊載。DNA之所以會被發現是雙股螺旋，

最關鍵的契機也是因為拿到將DNA製成透明結晶後以X光拍攝的資

料。親眼目睹比想像更有力。

　　親眼確認盤尼西林結構之後，人們還明白了另一件事，那就是盤尼西林作用的機轉。以盤尼西林結構為基礎，有人開始研究其殺死細菌的機轉，結果發現盤尼西林會阻礙構成細菌的要素 ── 細胞壁的合成。下方的圖是比較盤尼西林類化合物的主要結構，以及細菌的細胞壁在生物合成中的主要結構。從酶的角度來說，因為必須繼續製造細菌的細胞壁，它會優先與立體結構相近的盤尼西林反應，而正如前面提過的，盤尼西林的反應效果偏偏非常好。這樣一來，必須持續製造細胞壁的酶就只能和盤尼西林反應了。等於是被別的物質騙走，便不再製造本來應該製造的細胞壁了。於是細菌便無法再繼續繁殖，我們因而得以戰勝細菌。人類沒有這種細胞壁，所以不會有此問題，也算是好處之一。

　　既然學者找到了盤尼西林的作用機轉，也就明白為什麼盤尼西林會對某些細菌無效了。盤尼西林雖然對很重視細胞壁的某些細菌而言非常致命，但那些細胞壁很薄、且在細胞壁外還有其他保護層的細菌，則不會被盤尼西林殺死。了解到這種差異後，人也們開始探索有其他作用機轉的抗生素，結果就是現今醫院的冰箱裝滿了各式各樣的抗生素。

盤尼西林的普遍結構　　　　　　細菌細胞壁在生物合成中的主要結構

盤尼西林和細菌細胞壁在生物合成中的主要結構之比較

　　另外，盤尼西林的純化學合成於1957年中葉由麻省理工學院
（MIT）的化學家達成了。雖然合成的過程非常漂亮，在醫學和化學
界都具有重要意義，但很可惜不能供戰爭中的傷兵使用。一切都講求
時機。

第 9 章

戰爭的恐怖，恐怖的戰爭

敦克爾克大撤退

1940 年 5 月，德國對法國展開全面作戰後，德軍以破竹之勢猛烈發起攻勢。盟軍被夾在直接往比利時方向進攻的德軍，以及突破南邊阿登林區、再繞回比利時的德軍之間，進退兩難又毫無應變方法，只得忙著四處奔逃。在如此無情攻勢下的 5 月 24 日，將法國和英國盟軍逼入絕境的德軍正在準備最後的進攻。盟軍被趕到海邊的敦克爾克（Dunkirk），眼下已經沒有後路了。德軍若按照他們以往的表現開著坦克進攻，盟軍也只能在那一刻投降。畢竟不能掉進海裡淹死，想越過大海游到英國也是不可能的。

然而德軍卻停止了攻勢。原因至今不明。雖然有好幾種推測，但為什麼在重要節骨眼沒有補上最後一擊，確切的理由到現在仍在五里霧中。總之在德國浪費的這十天裡，不管是軍艦、商船還是漁船，只要是船，都被英國召集過來，將盟軍送至英國本土避難。這十天的撤退作戰就稱為「敦克爾克的奇蹟」，共有超

過30萬名盟軍士兵安全撤退，後來他們大部分都有重回戰場，和德軍正面交鋒。如果德軍沒有猶豫，直接進攻的話會怎麼樣呢？據說現場指揮官大多都會毫不猶豫下令進攻，那對於戰爭結果可能會有很不一樣的影響也說不定。

雖然有超過30萬的盟軍士兵返回英國，但逃難的過程並不是非常順利。雖然地面攻擊停止了，但德國空軍和海軍的攻勢仍然阻擋了盟軍船隻靠近。必須躲開這些監視網，迅速而安全地撤退，不曉得該有多害怕呢？再加上人們事後才知道德國會在十天之後攻擊，但以當時情況而言，就算德軍坦克立刻攻過來也完全不奇怪。

在德軍停止攻勢的第七天──5月31日的夜裡，法國軍艦熱風（Siroco）號也同樣為了救出孤立無援的法軍，小心翼翼往敦克爾克地區前進。一直到讓本國士兵搭上船為止都沒有太大問題，但因為必須逃離那裡，途中就被德國軍艦發現了。乘船人數遠遠超過負載量的法國軍艦能做的事情沒有太多，只能祈禱魚雷失準，還有可以快點逃出來。雖然幸運躲開第一顆魚雷，但第二次就沒這麼幸運了。德軍發射的第二顆魚雷命中了熱風號，熱風號便沉沒在多佛海峽夜裡冰冷的海水之中。被救出的士兵有九成都在那晚死去，而前去拯救他們的熱風號船員，也死了一半以上。

從這點來看，亨利・拉柏利（Henri Laborit）的運氣非常好。在船擱淺的瞬間，大部分的人當場喪命，但他在那一團混亂中活了下來。還有因為夜太黑，德國軍艦就此折返也很幸運。他

身穿救生衣這點也非常值得感恩。儘管如此，還是不能掉以輕心，因為5月的多佛海峽還是非常冷。那些從鐵達尼號掉進海裡的人也一樣，據說大部分都是凍死，而非溺死不是嗎？或許德國軍艦之所以稍加搜索就決定離去，也是因為料想他們無論如何都會凍死在海裡。

拉柏利沒有放棄，靜靜等待著救援。他聽見巨大的爆炸聲響，期待盟軍的船不久之後就會前來。在那之前要盡量保持住精力，所以除了浮在冰冷的海面之外，他什麼都沒做。一旁活下來的人為了誰能抓住木板互相爭奪，也有人就一起沉下去了。但拉柏利就像冬眠的熊一般靜靜待著。他就只是浮在海上，什麼都沒想。想了也不能改變什麼。如此一來，原本心中的恐懼似乎也稍微減退了一點。

結果那天快要天亮的時候，英國的船來了。活到那時的幾個人吵著要先被救上去，在船頭的位置爭執不下，最後一起丟了性命。等到所有事暫時告一個段落，周圍開始靜下來的時候，拉柏利使出他最後一絲力氣。在訓練時學會的游泳，此刻就派得上用場了。這時不需要費力爭執也能靠近船頭，他在英國船員的協助下爬上甲板，接著便虛脫了。

奇蹟生還的拉柏利被送往非洲的突尼西亞。反正法國本土已經落入德國手中，他在突尼西亞以外的地方，也沒有什麼能做的事。於是拉柏利在突尼西亞回歸本業，他是一位外科醫生。

人工冬眠療法

　　在突尼西亞做了許多手術的拉柏利認為，跟病痛比起來，許多患者反而是因為對手術本身的恐懼而感到痛苦。或許正是那種恐懼害得手術失敗也說不定。為了降低病人的恐懼，拉柏利決定利用一下自己的經驗 —— 冬眠療法。他本人不也曾在極限情況中讓自己像冬眠般行動，克服了對戰爭的恐懼嗎？雖然拉柏利想把這用在病人身上，讓病人冷靜下來後再進行手術，但嘗試之後發現能用的辦法都不適合。他想讓病人的體溫下降，進入類似冬眠的狀態後再開始手術，但首先要怎麼讓體溫下降呢？戰爭結束後，他回到巴黎，以二戰軍人的身分受人敬重，也展開了執業生活。然而身為一個醫師，他很想實踐自己的點子，卻依舊苦無解法。

　　這樣的拉柏利耳聞了當時正在研究中的抗組織胺藥物。抗組織胺藥物雖然和體溫沒有關係，在使人鎮靜這方面卻仍是效果卓越的物質。各位可能會好奇究竟有多厲害 —— 抗組織胺藥物至今依然是藥局長銷的助眠劑之一。那麼如果在手術前讓病人服用這種藥，不就能提高手術的效果嗎？於是拉柏利開始讓病人使用抗組織胺藥物。但很可惜，這並未影響手術的成功率。陷入挫折的拉柏利卻因此目睹了神奇的結果，服下抗組織胺藥物進行外科手術的精神病患者，他們的精神病症狀得到改善，而那和手術本身並沒有關係。

　　肉體和精神是分開的，人們一直到那時候都是如此相信。偉大的西格蒙德・佛洛伊德（Sigmund Freud）不也在談論著夢的

解析嗎？那時的人認為精神要透過對話來調節，不是靠什麼粗製濫造的物質就能控制的領域。然而精神病症狀改善了，只是靠服下簡單的抗組織胺藥物而已。拉柏利將這個結果和附近的精神科醫師商量，很快便進入驗證的程序。一開始他們都很懷疑。什麼外科醫生找到的精神病治療藥物嘛，那種東西聽都沒聽過。甚至還是不小心找到的，那就更沒辦法相信了。

但是經過精神病專家有系統地驗證後，他們發現受爭議的抗組織胺藥物實際上對精神病治療的確有幫助。於是史上第一個精神病治療藥物 —— 氯丙嗪（chlorpromazine, CPZ）便在法國開始銷售。這種精神病藥物也在美國上市，但一開始醫師很猶豫要不要用。他們更偏好原本熟悉的諮商模式，更重要的是對於利用物質調節精神這件事也有些抗拒。

但想販售這奇蹟神藥的公司 ——SK&F卻非常執著。製藥公司為了把這種藥賣出去，沒有選擇說服醫師，反而轉了一個方向改去說服州政府。當時的精神病患者幾乎不可能完全康復，州政府的預算負擔也因此愈來愈大，製藥公司正好看準了這一點。也就是說，這些患者不可能一輩子由州政府管理，必須透過藥物治療後將他們請出精神病院。這個攻勢非常有效，於是州政府說服了眾醫師，氯丙嗪也逐漸鞏固了精神病藥物的地位。

拉柏利從克服自身恐懼的方法出發，開發出世界上第一個精神病治療藥物。而這種精神病藥物和相近時期開發出來的其他精神藥物，共同掀起了精神藥物學的大革命。於是這些藥再一次用全然不同的方式治癒了人們的傷痛。

老兵症候群

　　有多少人會喜歡戰場呢？想必很多人是為了守護所愛的人，不得不奔赴沙場，但樂意殺死別人的人應該不是很多。而且對於年僅20出頭的青年而言，和朋友吵吵鬧鬧就是他們這輩子有過的所有爭端，能夠合法行使暴力的軍隊對他們來說實在太陌生了。

　　戰爭愈是藉科學技術的力量高度發展，人們便愈開始覺得戰爭是沉重的負擔。第一次世界大戰的情況，是高度發展的武器和並未提升的戰術湊在一起所造成的整體亂局。經歷那些慘況的人，他們的痛苦只會逐漸加深。關在戰壕裡一拖就是四年的戰爭，這就是第一次世界大戰。軍人眼睜睜看著戰友就在自己身邊被機關槍和毒氣殺害，他們在戰爭結束後仍然無法忘記那景象。

　　技術比人類進化得更快。第二次世界大戰的最新型武器雖然有助於克服第一次世界大戰的失敗，但戰爭畢竟還是人在打的。假如到昨天為止都還並肩作戰的夥伴，今天就不在了的話，那我也可能明天就會消失。就算打了勝仗，也一樣會覺得心裡很不自在：被自己殺死的敵軍真的是該死的人嗎？若在壕溝裡發現無力抵抗的傷兵，非得射殺他不可嗎？人們會這樣不停自問，倖存者也對戰爭感到苦惱。最關鍵的是，眼前就擺著一具具嚇人的屍體，這是待在平和的故鄉時絕對想像不到的事。

　　第二次世界大戰結束後的1947年，一位名叫雷蒙・索堡（Raymond Sobel）的醫師使用了「老兵症候群」（old sergeant's syndrome）這個詞，指的是剛開始充滿幹勁和實力的新兵，隨

著戰爭拉長，開始感到精疲力竭的現象。戰爭持續愈久，戰友紛紛死去後，就會變得很仰賴剩下的同伴。但那些同伴也會逐漸死去，再由新的新兵替補他們的位置。而還活著的老士官不會給新來的菜鳥什麼好臉色看，因為他們已經有過受傷的經驗了。他們緊閉心房，在精神上變得非常衰弱。基本上待在「不殺死某個人自己就會死」的恐怖環境下，無所依靠的士兵能保護自己的唯一方法，就只有關上心門而已。他們既恐懼又孤獨。

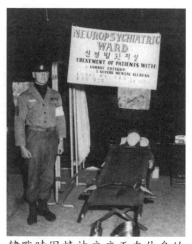

韓戰時因精神疾病正在休息的軍人

　　類似的現象也在之後爆發的韓戰和越戰中出現。韓戰時期，一直到北韓軍掌握主導權的1950年9月初為止，有25％的美軍因戰鬥出現精神問題，大部分都是恐慌症。這種恐懼感甚至會引起痙攣、語言障礙、失眠、惡夢等症狀。能夠用來治療的藥物效果也非常有限。他們透過服用安眠鎮靜劑或鴉片類藥物撫慰心靈，但這種成癮性強的藥物效果很快會碰上極限。不是藥效不合，就是出現了抗藥性。年少的士兵就像這樣在恐怖的戰爭中遭受苦難，還被移送至日本接受治療後再回到戰場，然後又再次感到恐懼。

　　1950年10月，美國精神疾病專科醫師前來提供病人指引，並對一線部隊下達治療方針，這種情況才逐漸減少。外加那時美

軍隨著仁川登陸作戰正式出兵反擊，也有助於南韓軍人這類恐懼的降低。

不想入伍的青年

　　對於戰爭的恐懼，以韓戰當時難以想像的方式為藥物開發創造了莫大貢獻。卡爾・P. 林克（Karl P. Link）是威斯康辛大學的農業化學系教授，他接到通知，有人說附近的牛隻吃到壞掉的飼料倒地身亡。那是1933年的事，在這之後他想找到導致牛死亡的主要成分，花了六年時間持續努力。他找到了6毫克的雙香豆素（dicoumarol），並提出報告，表示這種化合物就是害死牛的主犯。

　　在這之前，牛飼料被汙染的狀況略有耳聞。一般碰上這種情況會把腐壞的食物丟棄，但那年剛好作物欠收，要直接丟掉也不容易。現在的人也一樣，就算感覺怪怪的，但還是堅信沒問題，像這樣吃下去的食物不知道有多少。農人也是因為如此才餵牛吃了壞掉的牧草，主要是餵食甜三葉草（sweet clover），而牛隻卻流著血丟了性命。不過現在終於找出引發這場悲劇的原因了。

　　林克認真研究該物質，想做出更強大的成分。需要研究經費的他在威斯康辛大學校友研究基金會（Wisconsin Alumni Research Foundation, WARF）的幫助下進行了後續研究，合成出數十個衍生物之後，發現第42個物質是最強力的抗凝血劑。他為這種物質取了「WARF-42」的代碼名稱，似乎在很大意義上是想要求追加研究經費。他也進行了額外研究，但並沒有找到比

那更好的成分。於是他在1945年結束了相關研究，開始想讓這種物質上市販售。

WARF-42可以用在哪裡呢？想要殺牛的話，雙香豆素或腐敗的草木犀屬牧草會更有效，但為什麼要把心愛的牛殺死呢？他決定把WARF-42製成老鼠藥販售。這個世界被老鼠害得多慘哪？他無論如何都想為公共保健貢獻一點心力。如果在老鼠出沒的路上把這種成分和誘餌放在一起，老鼠就會把這種成分一起吃下肚，中毒而死。這是一種強效的老鼠藥，只要老鼠稍微刮傷，流一點血就會死掉。他用商品名「華法林」（warfarin）取代了WARF-42的代碼名，引起轟動。

然而卻出現了將這種老鼠藥用在截然不同用途的人。一位匿名的22歲美國青年E.J.H.預定在1951年被徵召參與韓戰。但是他實在不想從軍，因而做出了輕生的決定。他嘗試自殺，選擇的死法是服用老鼠藥。3月26日晚上，他吃了名為「d-con」的華法林系列老鼠藥，以為自己會就這樣死去。但到了隔天，他卻一點事也沒有便醒過來。訝異之餘，當天晚上他又再次吃下老鼠藥嘗試自殺，隔天早上果然又若無其事醒了過來。這次還感受到了一點味道，

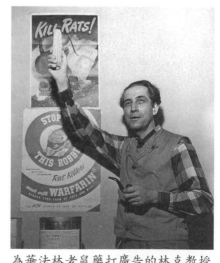

為華法林老鼠藥打廣告的林克教授

按論文中的說法，據說是棉花糖的味道。連續六天都祈禱能夠成功，卻都自殺未遂的他，最後只能哀嘆自己想求個死都沒辦法，無可奈何入伍。他向軍醫吐露了這個事實，而軍醫隔年在《美國醫學會雜誌》（*JAMA*）發表了相關內容。

　　容易殺死老鼠，卻沒辦法殺人的藥不是更棒嗎？醫學家發現華法林竟然能像這樣安全作用於人體，遂開始尋找原因。他們發現人類與老鼠不同之處在於，人類體內有大量具凝血作用的維他命K，而維他命K會抵消E.J.H.吃下的華法林。在這之後，華法林便被應用在心臟手術等治療行為。在自殺未遂事件僅過了四年後，它便被用於德懷特‧D.艾森豪（Dwight D. Eisenhower）總統1955年的心臟手術上。直到現在，華法林都是替血栓患者阻止血液凝結時常用的藥物之一。雖然我研究的是戰爭、疾病及藥物之間的交互關係，但像這樣充滿偶然的事件真是前所未有。果真世事難料啊。

創傷後壓力症候群

　　雖然意外撿到了好用的華法林，但戰爭帶來的恐懼仍然深深折磨著許多人。問題是不只戰場上的人，連離開戰場的人都會不停回想起殘酷的回憶。從前的人也曾出現這樣的症狀，但大部分都被視為個人的脆弱所導致。然而歷經兩次世界大戰後，不能再繼續視之為個人問題了。既然許多人都有創傷問題，那就必須訴諸制度加以應對。

　　為了向第二次世界大戰後為精神疾病所苦的參戰人士提供指

引，美國精神醫學會（American Psychiatric Association）發行了
《精神疾病診斷準則手冊》（*Diagnostic and Statistical Manual of
Mental Disorders, DSM*）。《精神疾病診斷準則手冊》收錄了憂
鬱症或思覺失調症等各種精神障礙的診斷守則。這種守則的推出
代表著那些為戰爭後遺症所苦的眾多退伍軍人，可以在國家的保
障下開始進行復健。當然《精神疾病診斷準則手冊》並非絕對或
唯一的基準，但包括韓國在內的大部分國家至今都仍會加以參考
並訂定本國的診斷準則。

　　而這份準則自然也會配合時代的不同而逐漸更新。大約每15
年會更新一次，以此檢視隨時代變遷的演化也很有意義。《DSM
第一版》（*DSM-1*）於1952年發行。由這時間點來看正好是在
第二次世界大戰後，自然也有提及戰後的壓力問題，當時稱為
「嚴重應激反應」（gross stress reaction）。1968年發行的*DSM-2*
則刪除了有關壓力的內容，推測是因為戰爭的餘波沒有太大影
響的關係。而1980年發行了*DSM-3*，在這第三版中正式認證了
以當時而言多少有些陌生的疾病 —— 創傷後壓力症候群（post-
traumatic stress disorder, PTSD）。第二版中刪除的內容經過重
整，又再次收錄於第三版中。契機是因為越戰。

　　因越戰而罹患PTSD的病人特別多。凡是戰爭都一樣令人痛
苦至極，但拉長到十年的戰爭是人們在那之前未曾經歷的。當然
一個軍人服役十年也很少見，但在越戰時期，士兵為了克服戰爭
的孤獨感，使用了各式各樣的興奮劑。興奮劑會像神經傳導物質
一樣發揮作用，讓人忘記疲勞且變得專注，所以他們目睹屍體後

便會留下更深的記憶。往後面臨類似狀況時，那些記憶也會更鮮明地拉扯他們的心靈。

　　越戰給人的另一個教訓是，對待PTSD患者的態度很重要。雖然戰事拉長這點也很不尋常，但越戰是一場不受歡迎的戰爭，這點和以往的其他戰爭都不一樣。過去的第一次、第二次世界大戰期間，美國派兵出征都曾受到全國性的支持，美國國民對這些身經百戰後凱旋歸來的勇士抱持深深的尊重與愛戴，韓戰時的情況也很類似。但是到了越戰時期，氣氛就很不一樣了。

　　首先隨著戰爭拉長，大家開始懷疑為什麼美國的年輕人必須在越南送命。接著自由之風吹起之後，人們便正式展開反戰運動。再來，戰爭的名分也很薄弱。戰爭最直接的出兵名義是1964年的東京灣（北部灣）事件：停泊在東京灣的美國軍艦遭受攻擊，美國便直接加入了戰爭。然而，那卻是一起自導自演的事件，真相則一直到1971年才水落石出。他們打這一仗根本師出無名。而戰爭打到一半還有美軍虐殺平民等事件的報導，也造成倫理上嚴重的打擊。

　　最後，美軍並沒有贏得越戰。雖然這場戰爭長達十年，有5萬人以上犧牲，但他們卻打了敗仗回來。在不受支持的戰爭中鎩羽而歸的退伍軍人，美國國民並不歡迎他們。返抵國門後，軍人在機場只聽見他人喊著殺人魔的罵聲。好不容易從越共地獄般的戰術下逃出來的他們，又得再次被孤立於只有自己的世界，精神上也極度疲憊。這就是越戰使PTSD患者急速增加的理由。

　　越戰也以毒品氾濫而聞名。為了在這困窘無解的戰爭中尋求

出口，越戰時的美軍會吸食大麻。興奮劑被用來提升戰鬥力和注意力，而大麻等麻醉鎮靜劑能讓人心情平靜。畢竟人不能總是處於緊張狀態，想要消除這種緊張，沒什麼比飯後來一口大麻更好的了。然而美國國內輿論卻認為不能再增加更多毒品成癮者，於是美國政府迫於壓力，便開始加強取締大麻。雖然在那之前大麻也不合法，但它就像留下來的最後一個出口一樣，曾是個敞開的漏洞，現在出口卻被堵住了。像這樣極端的處理方式，一般而言都會造成不好的結果。

　　想買大麻卻困難重重的美軍開始抱持「反正都是犯法」的念頭，改為吸食海洛因。雖然同樣都是麻醉鎮靜劑，但被分類為「入門級」毒品的大麻和「大魔王級」的海洛因，兩者等級可是不一樣的。全世界毒品成癮者有70％是大麻使用者，他們大部分都吸一吸就戒了。然而海洛因的成癮性實在太強，戒毒非常困難。吸著吸著，人會就這樣沒了。

　　越戰時美軍遇上這種限制，自然便創造出更多高危險性的毒品成癮者。隨著問題擴大，這次為了阻止毒品成癮者進入美國本土，他們開始實施返國前的尿液檢查。美國自1971年起施行「金流作戰」（operation golden flow）計畫，雖然有點後知後覺，但至少從那時開始實施後，成癮者便減少了。退伍的日子可是很重要的。但對於那些金流作戰施行前就退伍的毒品成癮者，則只能毫無對策地讓他們入境，待在祖國安心吸食毒品。

　　那些回到美國的毒品成癮者有繼續沉迷於毒品嗎？結果大致分為兩種：在家人的照顧和寬容中開始復健的退伍軍人，在那之

後便拋下了對毒品的執念，正常回歸社會；但不受家人和社會歡迎、獨自漂泊的退伍軍人則繼續仰賴毒品生活，引發社會爭議。

　　PTSD也一樣，如果早早列出診斷準則、提供患者合適的諮商和復健管道，那麼或許可以像遠離毒品的退伍軍人一樣，不會發生什麼問題。但在越戰結束的1975年，卻沒有立刻針對PTSD列出相關準則。眼見案例不斷增加，於是在《DSM-3》定義了何謂PTSD之後，患者才開始受到更妥善一點的管理。

PTSD治療法

　　我們在經歷極端處境後，再次面對類似的情況，或者回想起當時的情境時，身體會為了自保而分泌各種神經傳導物質，進入「戰或逃」狀態。這是個普遍且自然的症狀，但如果症狀過於嚴重，不僅人會在社會上面臨困難，甚至可能出現身體上的障礙。這種狀況持續一個月以上，且症狀嚴重時便會歸類為PTSD，需要接受治療。

　　PTSD也是一種精神疾病，若狀況不嚴重可以透過諮商來治療，但狀況加重、需要前往醫院的病人則需要另一種處置方式。也就是說，在一開始症狀嚴重的時候使用藥物，等狀況改善之後建議諮商，需要時再服用藥物輔助即可。

　　可惜的是，目前還沒有針對PTSD而開發的藥物。但許多改善恐慌症、焦慮症、憂鬱症等疾病的藥物在1980年代開發出來了，現在PTSD患者也主要使用這系列的藥物。憂鬱症藥物大部分是調節血清素活性的藥。當然最近也出現了調節其他神經傳導

物質的藥，那種藥也具有能一併調節血清素的效果。服用這些藥物時，據說有40～60％的病人會感覺生活品質獲得改善。雖然數字差強人意，但在沒有其他解答的情況下，已經算是很有意義的結果了。借助藥物的力量擺脫憂鬱感是很自然的，不需要覺得困窘。諮詢專業的醫師並適度使用藥物，這種處置再正確也不過。然而，世上總是會出現誤用藥物的例子。

美軍的祕密武器

美軍在2001年九一一恐怖攻擊事件的一個月後向阿富汗進攻，在那裡體驗到了前所未有的經驗。明明打了勝仗，戰爭卻還沒有結束。2003年美國—伊拉克戰爭時也經歷了類似情況。對於反抗軍不停歇的攻勢和自殺式恐怖攻擊，美軍感到非常恐慌。海珊和賓拉登明明已經分別被逮捕和射殺，但戰爭依舊持續著。他們感受到的壓力隨著戰爭的延長不停增加，創傷後壓力症候群的案例也隨之增加。

嚴格來說，美軍並不是第一次面對這種情況了。意外拉長的戰爭代名詞 —— 越戰是美軍早就經歷過的。難道不能用當時士兵用過的方法嗎？當然伊拉克戰爭時也有許多人使用麻醉類鎮靜劑來取得慰藉，但伊拉克戰爭是2000年代的事，跟只有麻醉類鎮靜劑能用的1960年代不一樣。駐軍在伊拉克的美軍開始尋找更簡單直接的辦法，於是他們選擇了憂鬱症藥物。2008年，《時代》（*Time*）雜誌曾將憂鬱症藥物百憂解（prozac）和軍服合成封面圖片，報導的標題是「軍隊的祕密武器」（The Military's

Secret Weapon）。

百憂解於1987年被開發出來，是優秀的憂鬱症治療藥物，在上市發售的同時便獲得「魔法藥丸」（magic pill）的美名。之後相關藥物陸續開發出來，而憂鬱症或恐慌症等判斷無法治癒的疾病，便能夠嘗試以藥物改善病情。但所有的藥都是毒，治療PTSD的藥物吃多了，同樣也會死。

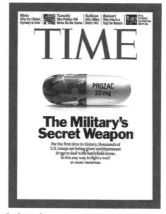

《時代》雜誌封面介紹軍事用途的百憂解

雖然無法得出明確的因果關係，但服用過多憂鬱症治療藥物的人常會出現自殺行為。這在正常情況下就很值得注意了，但如果處在戰爭之中，問題就會變得更為嚴重。根據《時代》雜誌報導，2007年駐軍在伊拉克和阿富汗的美軍中有115人自殺，這是自1980年開始統計以來最高的數字。而那115人之中，有高達40％的犧牲者正在服用憂鬱症藥物，這也是個重要的議題。

服下憂鬱症藥物上場打仗的士兵是抱著平靜的心情出發的嗎？雖然憂鬱症狀可能緩解，但根本的原因並沒有解決，個人猜想他們或許是因此才感到瀕臨極限的吧。精神武裝之於戰爭的確是非常重要的元素，所以才一直有教官來精神訓話、演講、播放相關影片以培養戰鬥意志不是嗎？但如果是用藥物來補足缺乏訓練的部分，就有必要反思這件事究竟是對或不對。看不出這跟使用類固醇把自己身體弄壞的行為有什麼不同。

　　精神病藥物同樣也被用來治療PTSD。亨利‧拉柏利留下的遺產——氯丙嗪仍然影響深遠。當然，現在已經開發出許多比氯丙嗪更安全的精神病藥物可供使用。而使用精神病藥物是治療PTSD時推薦的輔助療法，再怎麼說它也不會比憂鬱症藥物有效。

　　如前所述，PTSD的特徵是會讓人聯想到特定記憶，使自律神經系統變得過度亢奮，在自律神經系統中主要會連結到負責「戰或逃」反應的交感神經系統。因此為了治療PTSD，有時也會使用能調節交感神經系統的藥物。尤其心律錠（propranolol）是調節自律神經系統的藥物，從很久以前就被大量使用，現在當成PTSD藥物使用時也算有效。

　　不過，最近受到許多關注的PTSD藥物候補成分，則是稍微不同系列的藥物。它就是常被濫用的迷幻劑——搖頭丸（ecstasy）。雖然在1970年代作為精神病藥物被開發出來，搖頭丸曾受到廣泛的研究，但因為有致幻和興奮效果，所以好一陣子都沒有再獲得學界關注。它的成分名是3,4-亞甲二氧甲基苯丙胺（3,4-Methylenedioxymethamphetamine），一般簡稱為「MDMA」。發現這歷史悠久而危險的物質對改善PTSD患者的症狀有效之後，醫學界掀起了小小的波瀾。

　　根據2021年6月的資料，諮商與服用MDMA並行時，有67％的患者症狀獲得改善，和服用胃藥同時進行諮商的32％這個改善比例相較，這是明顯有意義的升高。而且報告指出，MDMA並沒有憂鬱症藥物的主要副作用——自殺衝動及其他危

險的副作用。目前研究的情況是以這些臨床實驗結果為基礎，後續的臨床實驗正在進行當中。但我們絕不能投以草率的期待，人們之所以放棄它，不正是因為那本來就是危險的藥物嗎？前面提到的臨床實驗，也只是歷時18週的研究結果而已。我們的人生還很長，不需要光靠僅僅投入四個月多的結果來決定。如果吃了之後能夠徹底痊癒，之後不用再繼續服藥的話就值得慶幸，但若是必須長期服用，像MDMA這類調節神經傳導物質的藥物，一般用久了都會出現抗藥性。而這麼危險的藥也不可能因為這樣就增加用量，未來必須解決的課題之一，便是找出它合適的用法。

而這種藥的誤用、濫用也很值得憂心。如果變成合法的市售藥物，那一定會出現想將它當成迷幻藥取得處方籤的人。要分辨這些人絕非易事。用藥的人必須強制與專家諮商，但像韓國的情況可以在相對快速的時間內完成面對面諮商，所以要用在韓國的話，就需要有相關規定才行。有些需要諮詢醫師、取得處方籤才能購買的較危險的專用藥，偶爾會有人只做一次諮商後便不再諮詢醫師，也還是能在櫃檯以處方籤取得藥物。這是非常危險的事，而且雖然不合法，但現實情況卻是如此。

購買藥物的行為必須更不方便才行，必須在制度上降低其便利性。當然也可以討論例外的情況，但基本上購買藥物的流程應該盡量繁瑣一點，這才是對的。雖然從前任何人都能從藥局買到危險的專業用藥，但現在已經沒辦法了。我在本書中也提過很多次，因藥而死或被殺死的人非常、非常多。

究竟為什麼要把MDMA這麼危險的成分再拿出來討論呢？

因為PTSD這種病的嚴重程度與其不相上下。據說現在美國有7％的人口一輩子至少會經歷過一次PTSD，如果只統計軍人人口的話，數字還會提高到13％。從公共保健的角度看，這是個嚴重的問題，對預算而言同樣也是。為了治療退伍軍人的PTSD，2018年美國投入了高達17兆韓圓的預算。根據其他資料，美國的退伍軍人中有470萬人為服役後產生的後遺症所苦，而補貼給他們的費用每年達到73兆韓圓。

揭開漫威系列電影序幕的《鋼鐵人》（Iron Man）第一部，是從東尼・史塔克將「耶利哥」飛彈發射到山裡開始的。就為了逮住一個進入山裡的敵軍，發射那麼昂貴的飛彈，該如何看待這件事呢？「為了守住至少一個本國人民，不論什麼事都做得出來」──從這個角度看待是能理解，但其實就經濟面而言，這也是比較好的選擇。因為要是敵軍進入小鎮攻擊美軍，軍人就會為戰爭後遺症所苦，而必須為他們一輩子負責的美國政府所受的負擔也就會相應增加。人是最珍貴的，也是最昂貴的。只要PTSD可以藉由適當的醫療行為治療，那麼那個方法就會是最好的選擇。所以就算是危險物質，也會把它列入治療選項之一加以驗證。

韓國的PTSD患者也在逐年增加。2015年的PTSD患者有7000人，而到了2020年則上升至1萬人。除了絕對的數字之外，逐漸增加的趨勢也很關鍵，增加的理由很簡單：因為很難完全康復，所以人數就不斷累積。就算不是戰爭，人們還是有很多的創傷。2014年，韓國國立中央醫療院發表了管理PTSD守則的

開發研究報告書。之所以要做這個研究，最直接的契機是為了管理大韓民國緊急救援隊及國際救援隊隊員的PTSD情況。親眼見到屍體的慘狀就已經是很大的衝擊了，還必須負責整理及收拾，或者見到即將死亡的人，這些都會留下無法抹滅的創傷。在日常生活中，人們因為暴力、性虐待、天災等事件留下創傷的情況也在逐漸增加。

超級英雄的PTSD

漫威電影中的鋼鐵人在《復仇者聯盟》第一部中將核武器穿越宇宙送到齊塔瑞軍團，拯救了地球，但卻暫時在宇宙中迷失了。而他在之後的《復仇者聯盟》第二部中受到會刺激這種恐懼的精神攻擊，因此出現了PTSD症狀。《復仇者聯盟》第三部則是以這個PTSD的故事開頭。身為「天才、億萬富翁、花花公子，還有博愛主義者」的鋼鐵人也對PTSD束手無策。當一個英雄的苦衷還真多啊。

蝙蝠俠也是PTSD患者。他小時候掉進井裡後就開始害怕蝙蝠，在那之後隨時都會出現關於蝙蝠的夢境，被類似的景象折磨。他在電影看到一半時，之所以會和父母一起急忙逃出來，也是因為電影裡出現了容易聯想到蝙蝠的場景，這是典型的PTSD症狀。但是這個創傷導致他的父母遇見強盜，隨後遭到殺害，這件事又成為蝙蝠俠的另一個創傷，緊緊勒住他的心。之後在蝙蝠俠的形象中經常能看見PTSD及強迫症的症狀。他陷入了強烈的執念：一定要守護爸爸想守護的高譚市不可。PTSD和強迫症在

血清素不足這點上非常相近，那蝙蝠俠想要治好他的PTSD或強迫症的話，該怎麼做呢？首先我想告訴他，晚上不要再亂跑了，應該要在白天活動才對。要照到白天的日光，身體才會製造血清素。

　　分別代表漫威和DC宇宙的兩大角色 —— 鋼鐵人和蝙蝠俠都深深為PTSD所苦，雖然這個設定很有趣，但其實英雄身上的PTSD並不是什麼新鮮事。1982年上映、由席維斯・史特龍主演的《第一滴血》（*First Blood*）第一部開頭的內容是講述參與過越戰的約翰・藍波正在尋找當時一起退伍的最後一個戰友。但他得知那位戰友已經在一年前因癌症過世，震驚之餘便失魂落魄地在外遊蕩，最後又莫名被地區警長逮捕、移送警局。而他遭到激烈壓制時，瞬間想起越戰時被俘虜的記憶，於是反射性做出防衛。戰爭英雄的開關一下子打開了。為了躲避那兩個警察，他躲進山裡，在山中發揮特技壓制了警察。但警察也不放棄，甚至找來州政府的武裝守衛隊對付他，而藍波從此展開了屬於自己的戰爭。

　　和我們一般以為的不一樣，藍波在《第一滴血》第一部中，是在美國領土上對抗美國警察與軍隊，而最後讓藍波停下來的，是他前上司的一句吶喊：「戰爭結束了。」聽到這話的藍波憤恨地反駁，不是這樣的，他控訴回國時在機場聽到有人罵他「殺人魔」，而在退伍後的七年之間，他遭到冷眼相待，什麼事都做不了。他靜坐山中，表示何不乾脆把他送回越南，字字句句聽來十分哀切。

　　藍波是典型的 PTSD 患者。如果他在停戰之後早點接受精神科諮商的話會怎麼樣呢？如果他回國時，人群就像第二次世界大戰或韓戰後那樣，在機場溫暖地歡迎參戰軍人回國；如果他退伍以後人們願意幫他適應社會的話，會怎麼樣呢？然而大眾開始願意傾聽越戰退伍軍人的境遇，是到 1979 年以後才發生的事。大部分美國國民都支持反戰運動，而像藍波這樣的 PTSD 患者想必不計其數。

　　我們不是東尼・史塔克，不是布魯斯・韋恩，也不是約翰・藍波。不是超級英雄的我們，該怎麼樣才能變強呢？幸好現在已經是 PTSD 正式受認可為疾病的時代了，所以用不著獨自一人想著要變強。我們的確脆弱，所以要和他人分享痛苦。藍波在癌症帶走他最後一個戰友之後，便展開了獨自一人的戰爭；蝙蝠俠身旁也只有阿福一個人。但我們不是。就像東尼・史塔克和小辣椒之間的關係一樣，我們還有一些會在身旁嘮叨的人。前面提過的臨床實驗結果，最終強調的也不是 MDMA 這個成分，而是合併使用 MDMA 的治療諮商。他們要的不是靠藥物解決一切，而是要透過與他人對話好好梳理問題。患者有必要和他們所愛的人一起回顧自己經歷的狀況；在另一層意義上，也就是讓自己得到接納。

　　還有一件重要的事：一個人必須了解自己的狀態。許多 PTSD 患者都否認自己有 PTSD 症狀。他們認為自己很正常，只不過運氣不好或者遇到壞人。因此，他們會冷酷回絕想伸出援手的朋友，讓自己變得更加孤立。但 PTSD 並不是不好，也不是不

正常，只是任何人的人生中都可能遇到的困難之一，所以有必要自我診斷，檢視自己是否對特定創傷會有格外敏感的反應。要先自我察覺，並向外尋求幫助，那麼別人就能幫忙。希望各位都可以和周圍親近的人分享自己的傷痛，畢竟我們的社會也已經這麼成熟了。

結語

沒有戰爭的話藥就做不出來了嗎？

話說得愈多，想講的話也跟著愈來愈多。寫稿期間我一直很想講這句話。大家天天都把戰爭掛在嘴上，萬一沒有戰爭的話，藥學家真的就做不出藥了嗎？當然不是。正如前言中提到的，藥品的開發很多都是在偶然契機下達成的，而在那偶然的契機裡面，戰爭只是其中一部分而已。這本書則是將那些案例和故事一起寫了下來。絕不是所有藥都是因為戰爭才開發出來的，現在透過合理的分子設計開發出來的藥甚至還比較多，希望各位不要誤會。

全世界都延續著冷戰氛圍的1970年代，藥物開發迎來了第一次全盛期。那是胃潰瘍藥物、憂鬱症藥物、抗生素、抗癌藥物等各種藥紛紛問世，讓醫生不停忙著研讀資料的年代。之後學界歷經多次試錯，進入2000年代後變得更加壯大，於是藥物開發迎來了第二次全盛期，此時的藥物開發系統也變得格外穩固。不用再像從前那樣等待特別的契機，而是可以從頭開始製作，這就是它穩固的地方。

舉一個具體的例子。從前的人認為偶像劇的主角得了白血病

就會死，但是現在部分白血病患者的生存機率已經提高了，讓編劇非常懊惱。因為2001年起，一種叫基利克（Gleevec）的藥物上市了。從開發初期，關於這種藥需要阻斷哪種蛋白質、可以阻斷哪種物質，以及是透過何種機轉阻斷，都已經做過系統性的研究。因為有了即便是臨床實驗也能徹底驗證安全性和效果的系統，所以風聲一傳出去，病人便紛紛自願參加臨床實驗，甚至自己先主動寫信表達意願。

　　從前很多時候是偶然發現具有效果的化合物，接著便以該化合物為基礎開發成藥物。也有透過戰爭尋得，或者不小心犯了錯卻歪打正著的案例。近年來則不是從化合物出發，而是先去研究阻斷哪種蛋白質可以成為病症的解方。1980年代過去以後，生物學開始蓬勃發展，這是學界對我們體內的各種蛋白質進行深度觀察後出現的變化。2003年人類基因體計畫（Human Genome Project）大功告成，使後續進行的蛋白質研究提升到更高維度，這種研究蛋白質的風氣也持續不墜。現在問題在於我們要先從哪裡開始下手。

　　這種目標蛋白質（主要是酶或受體）就稱為「標靶」（target），原本這個標靶是普通名詞，但在相關產業界被當成專有名詞使用。2022年過後的現在，感覺好像一般的疾病都找得到標靶才對，但事實並非如此。儘管有很多蛋白質相關的研究，但在阻斷某種蛋白質時，究竟會使病症減少，還是出現副作用，又或者什麼事都不會發生，很多時候都還是無從得知。所以假如找到一個好的標靶，人們依然會把論文投稿到《自然》或《科

學》期刊上，等待製藥公司雪片般飛來的聯絡。

找到標靶之後，則必須找出能阻斷該標靶的物質。究竟哪種物質能順利阻斷其實很令人茫然，所以許多化合物都會被拿來測試。幸好過去真的已經製作了很多化合物。製藥公司會測試的化合物高達100萬個以上，這時總不能飼養100萬隻老鼠把那間實驗室弄成地獄，所以一般會在培養皿中培育細胞，滴入化合物觀察其變化。各位可能以為測試很多化合物就能很快做出藥物，實際上幾乎沒有這種事情。一般來說，會挑選出比較適合的化合物，再更動它的結構使藥效達到最大。接著要觀察化合物和蛋白質結合的狀況如何，或它在我們體內會被吸收多少、排泄多少，是否有其他副作用等，再接續後面的藥物開發工作。

真的要比喻的話，有點像從前的藝人是在路邊被星探發掘才出道，現在則是透過選秀挑出還可以的練習生，經過長時間訓練再讓他們出道。雖然要確立這個系統很花時間，但現在已經取得了許多成果，這點和演藝圈的情況也很類似。就拿基利克的例子來說，關於基因和標靶蛋白質的研究都從1960年代起就在持續進行中，但當時的人認為想阻擋這種標靶蛋白質是不可能的。然而用前面提過的方式卻開發成功了。奇蹟就這樣實現了。曾經被冠在砷凡納明和盤尼西林上的榮耀別名——「魔法子彈」（magic bullet），現在被用來代指基利克。最近有更好的癌症免疫藥物被開發出來，所以這個別名又易主了。雖然這樣說大家可能會覺得「魔法子彈」已經用得太浮濫了，但希望各位明白，絕對不是隨便什麼藥都擔得起此名。要像盤尼西林、癌症免疫藥物那樣得

到諾貝爾獎，又或者像砷凡納明、基利克一樣是能夠代表時代的物質，才可獲得這個榮耀的別名。而藥學家並不會為了開發藥物一味等待戰爭來臨，希望各位也能明白這點。

我們面對戰爭與疾病的態度

第二次世界大戰時，宣布成為永久中立國的國家並不只有瑞士。比利時和荷蘭等歐洲小國大部分都曾發表中立國宣言，但德國納粹政權在戰爭開始時便果斷占領了比利時及荷蘭。明明發表了中立國宣言，別人也不承認。得做到瑞士那種程度：決心動員人口的十分之一擔任現役軍人、籌措預算購置現代化武器、甚至不惜展開山地戰，才能堂堂正正發表中立國宣言。中立不是宣布就有，而是爭取來的。

古羅馬時代起流傳至今的格言中，有一句是「汝欲和平，必先備戰」。這是在強調以軍事實力遏止戰爭的力量，也是一句1500年以來歷久彌新的名言，但是我們實在看過太多沒聽進這句話而吃苦頭的人了。那麼疾病呢？為了擋下疾病，我們有徹底備戰嗎？

最早的愛滋病藥物「齊多夫定」（zidovudine, AZT）是1987年開發的。愛滋這種疾病正式被報告至學界是1981年的事，而找到病毒是1984年；也就是說，藥物是在三年內開發出來的。或許會有人覺得三年太久了，但其實只花三年就開發出最新的藥物，可以說是接近奇蹟了。花上30年都沒能開發出來的情況反而多不勝數。

　　愛滋藥物之所以能這麼快開發出來，是因為早在那之前準備工作就開始進行了。愛滋病的病原病毒是人類免疫缺乏病毒（Human Immunodeficiency Virus, HIV），雖然其真面目直到1984年才揭開，但人們從很久以前就知道世界上有這種性質的病毒存在。反轉錄酶是HIV不可或缺的主要酶之一，從1970年代就開始有人研究，促成了生物化學教科書的改寫。甚至這個名為齊多夫定的化合物早在1964年就已經開發出來了。可能會有讀者訝異，連疾病都沒發現，要怎麼開發藥物？其實那一開始是以抗癌為目的被開發出來的。雖然抗癌的效果不佳，但為了預備未來能將其開發成藥物，已經先納入簡單且有潛力的候選藥之列，報告先寫出來了。所以20年之後，出現了反轉錄酶為一大關鍵的疾病 —— 愛滋，而在愛滋病把世界弄得天翻地覆的時候，人們便匆匆忙忙從倉庫裡把齊多夫定挖出來，讓它重見天日。

　　新冠肺炎的疫苗也一樣。能以前所未有的速度開發出疫苗，是因為從很久以前就有人開始研究mRNA疫苗的概念了。現在開發出來的新冠肺炎藥物，大多也是原本就被製造出來的化合物 —— 思及此，不免再次體會到事前準備的力量。

　　不需要太過急切。雖然戰爭和疾病變得愈來愈可怕，但如前所述，我們現在擁有的防禦體系也是史無前例的，可以為我們爭取一定程度的時間。再加上科學技術也正在光速般迅速發展。雖然不知道新冠肺炎疫情會怎麼結束，但不需要擔心重回從前的惡夢。過去100年間，技術發展的程度前所未有，比起過去先祖的束手無策，我們現在已經做得很好了。

　　雖然我們夢想著沒有戰爭與疾病的世界，但歷史上從未有過那種時刻。不管再怎麼努力，似乎也很難期待這件事在我們的世代就能成真。這也是為什麼要持續做好準備的原因。期盼人類能超越戰爭和疾病，並為各位祈禱家庭平安與健康。

參考文獻

- Edward A. Lindeke, *Textbooks of Military Medicine: Medical Aspects of Biological Warfare. Office of The Surgeon General Borden Institute*, US Army Medical Department Center and School, Health Readiness Center of Excellence Fort Sam Houston, Texas, 2018.

- Jie Jack Li, *Laughing gas, Viagra, and Lipitor: The Human Stories behind the Drugs We Use*, Oxford University Press, 2006.

- Vladimir Marko, *From Aspirin to Viagra: Stories of the Drugs that Changed the World*, Springer, 2020.

- 姜健一，《姜健一的現代藥物發現史》，真科學出版，2014（강건일,『강건일의 현대약 발견사』,참과학, 2014.）。

- 金英植（音），《藥局裡沒有的醫藥品故事》，自由academy出版，2020（김영식,「약국에는 없는 의약품 이야,자유아카데미, 2020）。

- 南宮碩（音），《感染病毒社會》，biospectator出版，2021（남궁석,『바이러스 사회를 감염하다』, 바이오스펙테이터, 2021.）。

- 南宮碩（音），《抗癌年代記》，biospectator出版，2019（남궁석,『암 정복 연대기』, 바이오스펙테이터, 2019.）。

- Daniel Vasella、Robert Slater，《魔法子彈》，Henamu出版，2003（다니엘 바젤라, 로버트 슬레이어,『마법의 탄환』, 해나무, 2003.）。

- 大韓民國大檢察廳，《2021年毒品犯罪白皮書》，2022（대검찰청,『2021년 마약류 범죄백서』, 2022.）。

- Donald R. Kirsch、Ogi Ogas，《改變人類命運的藥物探險家們》，世宗出版，2017（도널드 커시, 오기 오거스,『인류의 운명을 바꾼 약의 탐험가들』, 세종, 2017.）。

- Richard Gorden，《改變歷史的驚人疾病》，editor出版，2005（리차드

고든,『역사를 바꾼 놀라운 질병들』, 에디터, 2005. ）。

● Lindsey Fitzharris，《手術的誕生》，打開的書出版，2017（린지 피츠해리스,『수술의 탄생』, 열린책들, 2017. ）。

● Mark Honigsbaum，《大流行病時代》，Connecting出版，2020（마크 호닉스바,『대유행병의 시대』, Connecting, 2020. ）。

● Matt Parker，《Humble pie》，dasan science出版，2020（매트 파커,『험블파이』, 다산사이언스, 2020. ）。

● McCarthy，《Superbugs：看不見的敵人與戰爭》，趨勢出版，2019（맥 매카시,『슈퍼버그: 보이지 않는 적과의 전쟁』, 흐름출판, 2019. ）。

● 森枝卓士，《咖哩飯的冒險》，來玩出版，2019（모리에다 다카시,『카레라이스의 모험』, 놀와, 2019.）。

● 朴智旭（音），《歷史書中沒有的20個醫學故事》，Sigongsa出版，2015（박지욱,『역사 책에는 없는 20가지 의학 이야기』, 시공사, 2015. ）。

● Billy Woodward等，《瘋狂研究偉大發現》，綠知識出版，2011（빌리 우드워드 외,『미친 연구 위대한 발견』, 푸른지식, 2011. ）。

● Sam Kean，《消失的湯匙》，樹木出版，2010（샘 킨,『사라진 스푼』, 해나무, 2010. ）。

● 吳英玉（音）編著，《實踐人道主義的女性們》，大韓紅十字社，2020（오영옥 편저,『인도주의를 실천한 여성들』, 대한적십자사, 2020. ）。

● 吳厚（音），《我們不了解毒品》，東亞出版，2018（오후,『우리는 마약을 모른다』, 동아시아, 2018. ）。

● 尹德老，《戰爭史中的風味美食》，thenan出版，2016（윤덕노,『전쟁사에서 건진 별미들』, 더난, 2016. ）。

● 醫藥化學編輯委員會，《醫藥化學第6版》，shinilbooks出版，2019（의약화학 편집위원회, 의약화학 제6판, 신일서적, 2019.）。

● 李素熙（音）等，《『針對創傷後壓力症候群之臨床守則開發』最終報告書》，韓國國立中央醫療院，2014.09.30（이소희 외,『'외상후스트레스장애 관리에 대한 임상적 가이드라인 개발' 최종보고서』, 국립중앙의료원, 2014.09.30.）。

● 張夏準，《壞撒馬利亞人》，bookie出版，2007（장하준,『나쁜 사마리아인들』, 부키, 2007. ）。

● 鄭昇圭（音），《拯救人類的12種藥的故事》，Bannit出版，2019（정

승규,『인류를 구한 12가지 약 이야기』, 반니, 2019.）。

● 趙碩延（音），《毒品社會學》，現實文化出版，2021（조석연,『마약의 사회사』, 현실문화, 2021.）。

● Catharine Arnold，《1918大流行》，黃金時間出版，2020（캐서린 아놀드,「팬데믹 1918」, 황금시간, 2020.）。

● Thomas Hager，《空氣煉金術》，Bannit出版，2009（토마스 헤이거, 공기의 연금술, 반니, 2009.）。

● Thomas Hager，《在感染戰場上》，東亞出版，2020（토머스 헤이거,『감염의 전장에서』, 동아시아, 2020.）。

● Timothy C. Winegard，《蚊子》，Connecting出版，2019（티모시 C 와인가드,「모기」, Connecting, 2019.）。

●《鼠疫應對指南》，韓國疾病管理本部，2018（페스트 대응 지침, 질병관리본부, 2018.）。

● 洪益憙，《改變世界的五件商品的故事》，行星B葉子出版，2015（홍익희,『세상을 바꾼 다섯 가지 상품 이야기』, 행성B잎새, 2015.）。

● Alan Hawk. The great disease enemy, Kal'ke(Beriberi) and the imperial

● Japanese army. Mil. Med. 2006, 171(4), 333-339. (doi:10.7205/milmed.171.4.333)

● Ann Reid et al. Origin and evolution of the 1918 "Spanish" influenza virus hemagglutinin gene. Proc. Natl. Acad. Sci. USA. 1999, 96, 1651-1656. (doi:10.1073/pnas.96.4.1651)

● B. Lee Ligon. Plague: A review of its history and potential as a biological weapon. Semin. Pediat. Infect. Dis. 2006, 17(3), 161-170. (doi:10.1053/j.spid.2006.07.002)

● Bulut Sefa. Classification of posttraumatic stress disorder and its evolution in Diagnostic and Statistical Manual of Mental Disorders(DSM) criteria, Int. J. Psychol. Couns. 2020, 12(4), 105-108. (doi:10.5897/IJPC2020.0597)

● Carol L Moberg. Penicillin's forgotten man: Norman Heatley. Science 1991, 253(5021), 734-735. (doi:10.1126/science.1876832)

● Carol R. Byerly. The U.S. Military and the influenza pandemic of 1918-1919. Public Health Rep. 2010, 125, 82-91.

● David Steindl et al. Novichok nerve agent poisoning, Lancet 2021,

397(10270), P249-252. (doi.org/10.1016/S0140-6736(20)32644-1)

- Douglas Wardrop and David Keeling. The story of the discovery of heparin and warfarin. Br. J. Haematol. 2008, 141, 757-763.

- Dwight A. Vance, An abridged history of aspirin. Int. J. Pharm. Compd. 2009, 13(5), 404-409.

- Elspeth Cameron Ritchie. Psychiatry in the Korean war: Perils, PIES, and prisoners of war. Mil. Med. 2002, 167(11), 898-903.

- Eugenia Tognotti. Scientific triumphalism and learning from facts: Bacteriology and the 'Spanish Flu' challenge of 1918. Soc. Hist. Med. 2003, Apr;16(1), 97-110. (doi: 10.1093/shm/16.1.97)

- Fred. Griffith. The significance of pneumococcal types. J. Hyg. (London) 1928, 27(2), 113-159. (doi:10.1017/s0022172400031879)

- Issmaeel Ansari et al. Deliberate release; Plague – A review. Journal of Biosafety and Biosecurity 2020, 10-22.(doi.org/10.1016/j.jobb.2020.02.001)

- J. K. Taubenberger et al. Initial genetic characterization of the 1918 "Spanish" influenza virus. Science 1997, 275(21), 1793-1796. (doi: 10.1126/science.275.5307.1793)

- J. W. Reed and T. Huclicky. The quest for practical synthesis of morphine alkaloids and their derivatives by chemoenzymatic methods. Acc. Chem. Res. 2015, 48, 674-687. (doi.org/10.1021/ar500427k)

- Jae-Llane Ditchburn, Ryan Hodgkins. Yersinia pestis, a problem of the pase and a re-emerging threat. Biosafety and Health 2019, 65-70. (doi.org/10.1016/j.bsheal.2019.09.001)

- James M. Wilson, Mari Daniel. Historical reconstruction of the community response, and related epidemiology, of a suspected biological weapon attack in Ningbo, China(1940). Intell. Natl. Secur. 2019, 34(2), 278-288. (doi.org/10. 1080/02684527.2018.1536351)

- Jan R. McTavish, What's in a name? Aspirin and the American medical association. Bull. Hist. Med. 1987, 61(3), 343-366.

- Jay D. Keasling et al. Synthesis: A constructive debate. Nature 2012, 492(13), 188. (doi:10.1038/492188a)

- Jennifer M. Mitchell et al. MDMA-assisted therapy for severe PTSD: a randomized, double-blind, placebo-controlled phase 3 study. Nat. Med. 2021, 27, 1025-1033. (doi:10.1038/s41591-021-01336-3)

- K Brune et al. Acetaminophen/paracetamol: A history of errors, failures and false decisions. Eur. J. Pain 2015, 19, 953-965,(doi.org/10.1002/ejp.621)

- K. C. Nicolaou and Scott A. Snyder. Chasing molecules that were never there: Misassigned natural products and the role of chemical synthesis in modern structure elucidation. Angew. Chem. Int. Edit. 2005, 44, 1012-1044. (doi:10.1002/anie.200460864)

- Laura B. Duvall et al. Small-molecule agonists of Ae. aegypti neuropeptide Y receptor block mosquito biting. Cell 2019, 176, 687-701. (doi:10.1016/j.cell.2018.12.004)

- Marc Simond et al. Paul-Louis Simond and his discovery of plague transmission by rat fleas: a centenary. J. R. Soc. Med. 1998, 91, 101-104. (doi.org/10.1177/014107689809100219)

- Ray J. Defalque, Amos J. Wright. Methamphetamine for Hitler's Germany: 1937 to 1945. Bull. Anesth. Hist. 2011, April;29(2), 21-24. (doi:10.1016/s1522-8649(11)50016-2)

- V. A. Macht et al. Pyridostigmine bromide and stress interact to impact immune function, cholinergic neurochemistry and behavior in a rat model of Gulf War Illness, Brain Behav. Immun. 2019, 80, 384-393. (doi:10.1016/j.bbi.2019.04.015)

- 金延洙（音），波斯灣戰爭之最新武器現況，電子工學會誌，1991, 18(2), p.70-73（김연수. 걸프전쟁에 선보인 최신 병기 현황, 전자공학회지, 1991, 18(2), 70-73. ）。

- 朴民圭（音）et al. 非類固醇類消炎藥之最新使用指南（박민규 et al. 비스테로이드 소염제의 최신 사용 지침）, J. Korean Orthop. Assoc. 2020, 55(1), 9-28. (doi.org/10.4055/jkoa.2020.55.1.9)

- 林鉉述，砷，毒中之王（임현술, 비소, 독의 왕.）Korean Industrial Health Association 2016.08, 20-23.

- Alan Schwarz, Drowned in a Stream of Prescriptions, The New York Times, 2013. 2. 2.

- Diane Bernard, How a miracle drug changed the fight against infection during World War II. Washington Post, 2020. 7. 11.

- Four accused of murder bid. the Japan Times, 2000. 4. 17.

- Gina Kolata, Johan Hultin, Who found frozen clues to 1918 virus, dies at 97., The New York Times, 2022. 1. 27.

- Hannah Osborne, The woman in the iron coffin: 150-year-old mummified remains discovered in New York finally identified. Newsweek, 2018. 10. 2.

- Oliver Burkeman, Richard Norton-Taylor, US pilots blame drug for friendly fire deaths. The Guardian, 2003. 1. 4.

- Rachel Nuwer, A psychedelic drug passes a big test for PTSD treatment, The New York Times, 2021. 5. 3.

- Saeed Shah, CIA organised fake vaccination drive to get Osama bin Laden's family DNA, The Guardian, 2011. 7. 11.

- Sanjay Gupta, Vietnam, heroin and the lesson of disrupting any addiction. CNN health, 2015. 12. 23.

- Visual Journalism Team, How do pandemics end? BBC news, 2020. 10. 7.

- West Germany's 1954 World Cup win may have been drug-fuelled, says study, The Guardian, 2010. 10. 27.

- 權順澤，美調查團最終結論：「伊拉克沒有大規模殺傷性武器」，東亞日報，2005. 1. 13（권순택, 美 조사단 "이라크에 대량살상무기는 없었다" 최종결론, 동아일보, 2005. 1. 13.）.

- 金基用，中—蒙黑死病，誤食野生土撥鼠感染，東亞日報，2020.7.7（김기용, 中-몽골서 흑사병, 야생 마멋 잡아먹고 감염, 동아일보, 2020.7.7.）.

- 金昞希，諾曼第作戰後有了盤尼西林，Science Times，2017.6.5（김병희, 노르망디작전 뒤에 페니실린 있었다, 사이언스타임즈, 2017.6.5.）.

- 金滄原，庾龍源的軍事世界，諾曼第登陸作戰[5]，朝鮮日報，2013. 1. 14（김창원, 유용원의 군사세계, 노르망디 상륙작전[5], 조선일보, 2013. 1. 14.）.

- 南宮碩（音）的新藥研究史，BioSpectator，2017. 10. 11（남궁석의 신약연구사, 바이오스펙테이터, 2017. 10. 11.）.

- 朴根彬（音），PTSD患者，近五年急升「45.4％」......20代女性「最脆弱」，NewDaily經濟，2020. 6. 19（박근빈, PTSD 환자, 최근 5년간 '45.4%' 급증 ..20대 여성 '가장 취약', 뉴 데일리경제, 2020. 6. 19.）.

- 朴智旭，洗手終獲認可，青年醫師，2013.9.23（박지욱, 손씻기, 뒤늦게 인정받다, 청년의사, 2013.9.23.）.

- 朴智旭，輸血的歷史(I)，medifonews，2016. 12. 15（박지욱, 수혈의 역사(I), 메디포뉴스, 2016. 12. 15.）.

- 朴智旭，輸血的歷史(II)，medifonews，2017. 6. 12（박지욱, 수혈의 역사(II), 메디포뉴스, 2017. 6. 12.）.

- 李東勳（音），失敗研究誕下的巨大成果，Science Times，2020.8.5（이동훈, 실패한 연구가 낳은 엄청난 결과, 사이언스타임즈, 2020.8.5.）.

- 李寶培（音），中國發現「黑死病」松鼠……四級警報至年末，韓國經濟新聞，2021.4.27（이보배 중국서 '흑사병' 걸린 다람쥐 발견…연말까지 4급 경보, 한국경제 신문, 2021.4.27.）.

- 李星奎（音），喝下幽門螺旋桿菌的醫生，Science Times，2019. 12.26（이성규, 헬리코박터균을 직접 들이마신 의사, 사이언스타임즈, 2019. 12.26.）.

- 李賢雨（音），〈週二讀戰爭史〉為什麼日本海上自衛隊每週五吃咖哩？，亞洲經濟，2019. 12. 11（이현우, [화요일에 읽는 전쟁사] 일본 해상자위대는 왜 금요일마다 카레를 먹을까?, 아시아경제, 2019. 12. 11.）.

- 李賢雨（音），〈週二讀戰爭史〉「Philopon」原為夜間行軍吃的興奮劑？，亞洲經濟，2019.8.13（이현우, [화요일에 읽는 전쟁사]'히로뽕', 원래 야간행군 때 먹던 각성제?, 아시아경제, 2019.8.13.）.

- 鄭昺善，〈俄羅斯〉「拯救人質時使用氣體為吩坦尼」，朝鮮日報，2002. 10. 31（정병선, [러시아] "인질 구출 때 쓴 가스는 펜타닐", 조선일보, 2002. 10. 31.）.

- 鄭承源（音），「高用量麻醉止痛劑致使病人腦損傷…賠償4億」，青年醫師，2015. 2. 5（정승원, "고용량 마약성 진통제로 환자 뇌손상…4억 배상하라", 청년의사, 2015. 2. 5.）.

- 鄭銀惠（音），查獲市價1兆元「IS戰鬥毒品」……「幾天不睡卻感覺無敵」，中央日報，2020.7.2（정은혜, 'IS 전투마약' 1 적발…"며칠 못 자도 무적이 된 느낌", 중앙일보, 2020.7.2.）.

- 鄭在勳（音），泰諾緩釋錠退場的真相，藥業新聞，2018. 3. 28（정재훈, 타이레놀서방정 퇴출의 진실, 약업신문, 2018. 3. 28.）.

- 蔡仁澤（音），雷根、柯林頓都失信……庫德族，百年內遭美背叛八次，2019. 10. 13（채인택, 레이건. 클린턴도 배신…쿠르드족, 美 100년간 8 당했다, 중앙 일보, 2019. 10. 13.）.
- 崔盛寓（音），生物是自然生成的嗎？Science Times，2017. 9. 1（최성우, 생물은 저절로 생겨날까?, 사인언스타임즈, 2017. 9. 1.）.
- Talkmentary戰爭史，143集，第二次世界大戰的祕密武器 ——U艇，國防TV，2019. 3. 21（토크멘터리 전쟁사, 143 2차 세계대전의 비밀병기 유보트, 국방티비, 2019. 3. 21.）.
- Talkmentary戰爭史，200集，法國VS英國 —— 多佛海峽海戰，國防TV，2020. 4. 24（토크멘터리 전쟁사, 200부 프랑스vs 국 트라팔가르 해전, 국방티비 020. 4. 24.）.
- Talkmentary戰爭史，4集，波斯灣戰爭，國防TV，2016. 7. 11（토크멘터리 전쟁사, 4부 걸프전쟁, 국방티비, 2016. 7. 11.）.
- http://antidrug.drugfree.or.kr/page/drugDB.php?pIdx=A11&mIdx=177&idx=1253
- https://peoplepill.com/people/frederick-griffith
- https://www.acs.org/content/acs/en/education/whatischemistry/landmarks/flemingpenicillin.html
- https://www.cdc.gov/mmwr/preview/mmwrhtml/figures/m829a1f1.gif
- https://www.fda.gov/drugs/development-approval-process-drugs.
- https://www.fda.gov/drugs/drug-safety-and-availability/fda-approves-drug-treat-smallpox
- https://www.fda.gov/news-events/press-announcements/fda-approves-first-drug-indication-treatment-smallpox
- https://www.gatesnotes.com/Health/Most-Lethal-Animal-Mosquito-week?WT.mc_id=00_00_00_share_em
- http://www.mentalhealth.go.kr/portal/disease/diseaseDetail.do?dissId=28
- https://www.nobelprize.org/prizes/chemistry/1993/summary/
- https://www.nobelprize.org/prizes/medicine/1945/summary/
- https://www.psychiatry.org/psychiatrists/practice/dsm/history-of-the-dsm
- https://www.who.int/health-topics/poliomyelitis#tab=tab_1

圖片出處

〈生物戰劑：鼠疫與天花〉

- https://history.rcplondon.ac.uk/blog/touching-kings-evil-short-history
- Marc Simond et al. Paul-Louis Simond and his discovery of plague transmission by rat fleas: a centenary. J. R. Soc. Med. 1998, 91, 101-104. (doi. org/10.1177/014107689809100219)
- https://mk0mexiconewsdam2uje.kinstacdn.com/wp-content/uploads/2020/04/2-b-Smallpox-in-Mexico.jpg

〈麻醉藥劑，主宰戰爭的關鍵〉

- https://hannemanarchive.com/2014/12/12/history-of-pharmacy/image-28/
- http://civilwarrx.blogspot.com/2016/06/soldiers-disease.html

〈化學武器及解毒劑〉

- https://en.wikipedia.org/wiki/Highway_of_Death
- https://news.un.org/en/story/2017/11/636182-afghanistan-opium-production-jumps-87-cent-record-level-un-survey

〈維他命戰爭〉

- https://www.sisajournal.com/news/articleView.html?idxno=187675
- https://www.jpo.go.jp/e/introduction/rekishi/10hatsumeika/umetaro_suzuki.html
- Alan Hawk, The great disease enemy, Kal'ke(Beriberi) and the imperial Japanese army. Military Medicine 2006, 171(4), 333-339.

〈戰時的大麻煩 —— 瘧疾〉

- https://flashbak.com/fighting-malaria-in-world-war-two-a-photo-story-4591/
- https://external-preview.redd.it/EveZAQKs9hByH7X5QW-CZzgra3_C6jT3EY3BMXPAYOY.jpg?auto-webp&s=520eca3cafbaa6eff4459cf06ed31d2f4638c14

〈西班牙流感的始末〉

- https://en.wikipedia.org/wiki/Spanish_flu
- https://ko.wikipedia.org/wiki/%ED%8C%8C%EC%9D%BC:Spanish_flu_death_chart.png
- https://smartcdn.gprod.postmedia.digital/thestarphoenix/wp-content/uploads/2018/12/img_0296.jpg
- https://www.cdc.gov/flu/images/pandemic-resources/1951-virus-dig.jpg
- https://www.cdc.gov/flu/pandemic-resources/reconstruction-1918-virus.html

〈大陸封鎖、阿斯匹靈與泰諾止痛藥〉

- https://www.bayer.com/sites/default/files/inline-images/aspirin_im_weltraum_info_01.jpg

〈魔法子彈〉

- https://www.nationalww2museum.org/sites/default/files/2017-07/thanks-to-penicillin-lesson.pdf
- https://snappygoat.com/free-public-domain-images-nightingale_mortality
- https://www.flickr.com/photos/charmainezoe/5332426927
- https://www.nobelprize.org/uploads/2018/06/fleming-lecture.pdf
- The Alexander Fleming Laboratory Museum, London, UK. The discovery and development of penicillin 1928-1945. American Chemical Society and Royal Society of Chemistry. 1999.
- http://www.bbvaopenmind.com/wp-content/uploads/2019/05/2-Dorothy-Hodgkin-1.jpg

〈戰爭的恐怖，恐怖的戰爭〉

- Elspeth Cameron Ritchie. Psychiatry in the Korean war: Perils, PIES, and prisoners of war. Mil. Med. 2002, 167(11), 898-903.
- https://www.sciencehistory.org/distillations/a-study-in-scarlet
- http://content.time.com/time/covers/0,16641,20080616,00.html

謹向我的妻子崔秀賢（音）女士及兒子白書律（音）君表達感謝之意。

譯註

1. 保健福祉部：保健福祉部為韓國中央行政機關之一，等同於臺灣的衛生福利部。

2. 小河馬可是惹不起的：典故出自網路漫畫「Poorly Drawn Lines」，「Tiny Hippo and the Tiny Train」故事中的凶猛小河馬。

3. 文益漸：1329年生，高麗王朝政治人物，據信他出使元朝時將棉花種子偷帶入高麗，使朝鮮半島因棉花生產及紡棉技術掀起了產業革命。

4. 海德和哲基爾：知名韓國網漫，講述一個患有雙重人格的男子和一位女子陷入三角戀的故事，改編韓劇由玄彬主演。